薬を扱うなら
知って
おきたい！

薬剤経済

はじめの一歩

薬物療法を
どう選択する？

新薬と既存薬を
どう比較する？

薬の「価値」を
見抜くには？

赤沢 学 著
Akazawa Manabu

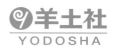
羊土社
YODOSHA

はじめに

　免疫チェックポイント阻害薬「オプジーボ」の開発に貢献したことが認められて，2018年に京都大学の本庶佑先生がノーベル医学生理学賞を受賞した．この「オプジーボ」は，がんの画期的な治療薬であることから，2014年の発売当初は非常に高い値段がつけられたことでも有名である．しかし，多くのがん患者の治療に使うには「高額すぎる」との批判もあり，市場拡大や用量用法変更などさまざまな理由で，現在では4分の1以下まで値段が引き下げられている．では，「オプジーボ」の本当の価値は，いくらだったのであろうか？　「薬剤経済学」は，薬の「価値」を治療効果と値段の両面から評価するための方法である．医療に関しては「人の命に値段や優劣をつけるのは好ましくない」という考えから，経済評価はあまり行われてこなかった．しかし，「オプジーボ」のような効果的だが高額な治療法の登場で，近年注目を集めている分野である．国が医薬品や医療機器の価格設定に使うだけでなく，製薬企業での経営戦略，医療機関での医薬品選択など，医療にかかわるさまざまな人たちが，この「薬剤経済学」を学びはじめている．もちろん医療現場で活躍する医師，薬剤師，さらに新薬の開発に携わる研究者にも，限られた医療資源のなかで，患者にとって最大の利益を求めるためには「必須アイテム」になる．

　実は，日本薬学会の「将来展望委員会」が2010年冬に出した提言書「薬学の展望とロードマップ」のなかに「Ⅲ. 薬科学者を育てる　47. 薬剤経済学」がある．提言書の原稿を依頼された私は，薬剤経済学の将来展望について次のように書いた．

　『薬剤経済学研究は，薬価設定の根拠や償還の可否といった政策レベルでの利用以外にも，医療機関における採用医薬品の選択，診療ガイドラインやクリニカルパスの策定などにも利用できる．また，製薬企業にとっては医薬品のライフサイクルを考えたうえで，有効性や安全性に加え，経済性をアピールする重要な戦略ツールとなる．さらに，臨床の場で活躍する薬剤師にとっては，薬剤管理や医療安全にかかわる貢献度を定量評価することにより，薬剤師の技術料ともいえる診療報酬加算を裏づける資料にもなりうる．6年制の薬学教育のなかで「薬剤経済」がコアカリキュラムに盛り込まれるなど，薬剤師にとって必要な学問として教育

体制の整備が進んでいる．しかし，諸外国と比べると，研究ガイドラインやデータベースが未整備であるなど課題も多く，薬剤経済学の発展のために意思決定プロセスでの積極的活用と環境整備をすすめる努力が望まれる』

その後，約10年の間，この研究分野は大きく進歩し，医薬品や医療機器の価格設定プロセスに費用対効果評価が本格的に導入される，医療機関や地域医療の場で医学的妥当性や経済性等を踏まえてフォーミュラリーが作成されるなど，医療政策レベルだけでなく，実臨床の場でも「薬剤経済学」の考えが浸透し使われはじめている．しかし，国，企業では，薬剤経済学の専門家が不足しており，実臨床の場ではほとんどいない．薬学教育モデル・コアカリキュラムでは「薬物療法の経済評価手法について概説できる」という項目が含まれており，全国薬学部・薬科大学で薬剤経済学の教育が行われるようになってきた．しかし2017年時点で行った調査結果では，講義内容が大学によって大きく異なり，学ぶべき範囲の明確化や体系化された教育ツールを望む声が多かった．そのため，「薬剤経済学」の考え方・実践例を知識ゼロの状態から学ぶための教科書としてこの本を企画した．基礎編では，薬剤経済学の基礎をできるだけやさしく概説した．また，実践編では，国内外で行われた薬剤経済学研究の実例を紹介した．国の政策目的だけでなく，医療現場での問題解決につながるような事例もできるだけ盛り込んだ．

この本を手にとった読者は「薬剤経済学」という言葉には興味があるのだと思う．この本を読むことで，その「薬剤経済学」という新しい世界に一緒に飛び込んでみませんか．

2020年1月

赤沢　学

薬を扱うなら知っておきたい！

薬剤経済 はじめの一歩

contents

基礎編

1 薬剤経済学とは

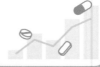

この項で学ぶこと

本書では経済評価と費用対効果評価をほぼ同じ意味で使っている．また，それを実践するための基礎的な学問として医療経済学，薬剤経済学がある．日本でなぜ経済評価が必要になってきたのか，経済評価の結果をどう解釈すべきか，医療プログラムの費用と効果を比較するには何が必要かなど，これから薬剤経済学を学ぶ読者に対して，まずは基礎的な考え方や手法について理解してもらいたい．

1. 医療の経済評価はなぜ必要か

病気になったとき最善の医療を受けたいと多くの人は考える．末期がんでもう治療法がないと医師に告げられたとき，テレビや新聞でがんの特効薬のことを知ったら，少しでも可能性があればと試してみたいと思う．でも，すべてのがんに効果があるわけではないし，治療にかかる費用が高額だとしたらどうするか？ 治療費を払えるお金持ちだけが，その特効薬を使える．そんな社会を想像できるだろうか？

▶国民医療費

　日本で使われる医療費は，厚生労働省が毎年，**国民医療費**として発表している（図1）．この金額は，ほぼ毎年増加し続け，最新の2016年度（平成28年度）の公表値では42兆円を超えた．主な原因として，**高齢化社会**や**医療技術の進歩**などの理由があげられている．近年は特に，C型肝炎の治療薬やノーベル医学生理学賞受賞で話題となったがん治療薬など，高い効果が期待できるが，その分値段も高い新薬がたくさん登場したため，それが医療費をさらに引き上げている．

　このように医療のために使われる医療費は誰が負担すべきなのか？国民が利用できるサービス（財）は，国が費用を負担し，国民が平等に利用する「公共財」（警察や消防などの公共サービス）と消費者が自

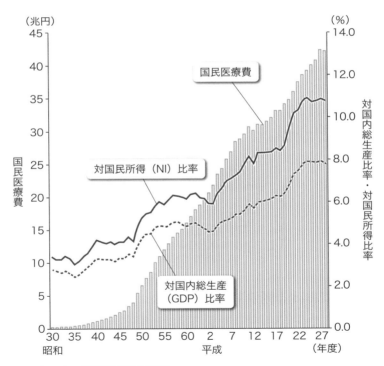

図1◆日本の国民医療費の推移
文献1より引用.

らの好みで選択して，その費用を負担する**私的財**に大きく分類できる（図2）．さらに，教育や医療といった公共性も高いが自由に選ぶことも可能なサービスを**価値財**といい，国によってサービス内容や負担者が大きく異なる．医療の場合，公平性を優先すると，所得や地域にかかわらず，すべての国民が平等に医療サービスを受けることができるが，国による負担や規制の度合いが大きくなる．一方，効率性をとると，国民が自分の価値判断で医療サービスを選択できるが，国による関与が制限され所得や地域による格差が大きくなる．

　日本の場合，医療サービスは，社会保障制度の枠組みのなかで，国民があらかじめ保険料を保険者に支払い，その保険料によって医療費の支払いを受ける医療保険制度のしくみによって提供されている．すべての国民が，いずれかの公的医療保険に加入し，医療費の一部だけを負担することで，いつでも，どこでも，平等に医療サービスを受けることができる**国民皆保険制度**は，日本が世界に先駆けて実現し，誇れる制度である．一方で，年々高騰する医療費を保険料だけで負担することが難しくなり，現在では公費負担（税金）が全体の約40％を占めている．このままでは，この制度を続けていくことが難しく，持続可能性のあるものに変えていくために，医療費の適正化（抑制）が急務の課題となっている．

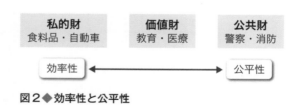

図2◆効率性と公平性

▶医療における経済評価

　その解決策の1つとして注目を浴びているのが，公平性と効率性のバランスを考える**医療経済学**である．経済評価は，限りある医療資源を有効活用するのが目的で，単に医療費を下げるためだけに利用するものでない．投入した資源（人，物，金）に対して，期待できる結果

（価値）が見合うものなのかを**費用対効果**として評価する（図3）．例えば，医療サービスを提供するために必要な医療費，医療提供者，医薬品などが投入資源になり，患者の治療効果，QOL，延命効果などの健康アウトカムが結果となる．提供可能な複数のサービスを比較して，最も効率的な（つまり費用対効果のよい）サービスを選ぶことで，限られた予算のなかで最大の結果を出すことを目標にしている．

　このような経済評価の考え方は，医療分野では比較的新しいが，公共投資の世界では国が負担する費用や優先順位を決めるために，比較的当たり前に使われている．例えば，新しい道路や橋をつくる，地域に学校をつくるなどを計画する際に，その結果として，どんな経済効果があるか，費用対効果が評価されている．

　一方，医療分野では，**人の命に値段や優劣をつける**のは好ましくないという考えから経済評価はなじまないといわれてきた．しかし高騰する医療費をなんとか抑制しようと，イギリス，カナダ，オーストラリアなど，国民の税金で医療を提供（公共サービスとして）している国を中心に，1990年代から医療政策を決めるために経済評価が利用されはじめている．日本でも，この経済評価を医薬品や医療機器の価格設定に利用できないかと考え，2015年より**中央社会保険医療協議会（中医協）**の場で議論が進められており，2019年春，費用対効果評価の本格的導入が開始された．この制度の是非についてはさまざまな意見があるようだが，真の目的である高騰する医療費の抑制に，本当に役立つのか継続的に見守っていきたい．

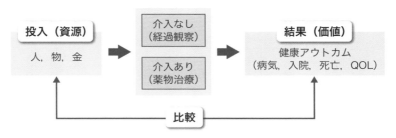

図3 ◆ 経済評価の考え方

2. 医療経済と薬剤経済の違い

　　日本の**医療保険制度**では，提供できる医療について診療報酬，調剤報酬，薬価というようにサービスとモノに分けて価格（点数）が決められている．このような医療全体の経済評価を扱うのが**医療経済学**であり，医療のなかで占める割合が多い薬物治療にかかわる経済評価を中心に行うのが**薬剤経済学**である．

　　医薬品は，薬価としてモノの価格が決まっているため定量的な評価がしやすいこと，新薬の薬価算定や薬価改定など経済的な評価にもとづく意思決定が行われやすいことなどの理由から，医療経済学のなかでも研究対象になりやすい．一方，**薬物治療の経済評価**には，医薬品というモノだけでなく，それを提供するサービスも含めて考慮することが大切である．例えば，入院治療が必要となる注射剤でなく，患者自身が服薬できる経口剤に切り替わった場合，その薬物治療の価値は，医薬品の価格だけでなく，入院費や医療提供者の人件費（時間）も考慮して，総合的に考える必要がある．そのため本書では，医薬品というモノの経済評価だけでなく，薬物治療にかかわる医療サービス全般も含めて薬剤経済学として扱う．

　　薬剤経済学では，薬物治療にかかる費用と薬物治療によって避けられる費用や得られる効果を天秤にかけて比べる（図4）．そのときに必

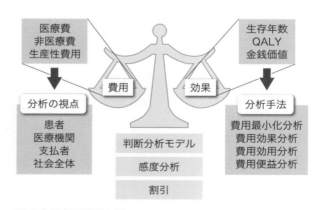

図4◆薬剤経済学とは

要となる**費用**とは，**効果**とは，**分析手法**とは，といった方法論について，この基礎編で概説する．なお，ここで説明する内容は国際的に共通で使われている手法であり，教科書も数多く出版されているので，より詳しく知りたい場合は，巻末にまとめた薬剤経済学の参考図書を参考にしてほしい．また実践編では実際の論文を用い，基礎編で学ぶ方法がどのように使われているかを実例をもとに解説する．

3. 費用対効果の考え方

▶完全な経済評価

　ある医療サービスの経済評価を行う場合，費用と効果をそれぞれ測定して，それを比較する．また，複数の候補のなかから一番よいものを選ぶ，もしくは既存のものと置き換えるべきか考える．このように経済評価を行う場合は，複数の選択肢（プログラム）のなかから，費用と効果の関係が最も好ましいものを選ぶことが目的となる．そのため，費用と効果の両方を考慮しながら，複数のプログラムを比較検討することを**完全な経済評価**とよぶ（表1）．一方，効果だけ，費用だけ，比較対象のない場合は，**不完全な分析**となり，それぞれ効果分析，費用分析，効果や費用の記述という．ただし，現実には単なる費用比較が，費用対効果の結果として示されていることが多いので注意が必要である．

表1 ◆ 経済評価の種類

		効果と費用の両方を考慮しているか		
複数のプログラムを比較		いいえ		はい
		効果のみ	費用のみ	
	いいえ	効果（outcome）の記述	費用（cost）の記述	効果と費用の記述
	はい	効果分析（efficacy effectiveness）	費用分析（cost analysis）	**完全な経済評価**〔費用効果分析（CEA）費用便益分析（CBA）費用最小化分析（CMA）など〕

文献2をもとに作成.

▶経済評価の手法

　　完全な経済評価の方法としては，費用と効果をどのように測定し比較するかで，大きく4つに分類できる（表2の上4行）．いずれの場合も費用はお金（円）を単位に測定するが，効果の測定方法が異なる．まず，健康指標として生存期間や無症状期間など，医療の場でよく使われる指標を使う場合を**費用効果分析**という．また，その特例として，健康指標にQALY（基礎編3，4参照）を使う場合を**費用効用分析**，健康指標に差がないと仮定して費用だけを比べる場合を**費用最小化分析**という．これらの分析方法は，プログラムの実施によって対象者の健康状態がどのように変化するかを効果として測定して，それにかかる費用と比較するものである．一方，健康状態と費用の単位が異なるので，直接比較することが難しい．そこで，得られる健康状態の変化を**金銭単位**に置き換えて評価する方法を**費用便益分析**という．健康状態の変化を金銭単位で測定することを**便益**といい，同じ単位である費用と便益を直接比較できるため解釈が簡単である．あるイベントや公共事業などの**経済効果**とよばれるものは，この便益を示していることが多い．一方，健康状態を金銭単位に置き換えるのは容易ではないという問題もある．また，健康状態の変化を考慮しないで，介入前後の費用（投入額と獲得額）だけを比べる，つまり便益を考慮しないものを**費用（比較）分析**というので注意が必要である．

表2◆費用対効果の分析手法

	費用の測定	効果の測定
費用効果分析 （cost effectiveness analysis：CEA）	お金（円）	健康指標（QALY以外，生存期間，無症状期間など）
費用効用分析 （cost utility analysis：CUA）	お金（円）	QALY
費用最小化分析 （cost minimization analysis：CMA）	お金（円）	「差がない」と仮定
費用便益分析 （cost benefit analysis：CBA）	お金（円）	お金（円） 金銭換算した健康状態
費用（比較）分析 〔cost（comparison）analysis〕	お金（円）	考慮しない （不完全な分析）

文献2をもとに作成.

▶費用効果分析

　　費用効果分析では，費用はお金（円），効果は生存期間（年）などと
単位が異なるため，それを比較するには**比（円／年）**を計算して，1年
間分の効果を得るために必要な金額を計算する（これを**費用効果比**と
いう）．また，それを図式化したものを**費用対効果平面**という（図5）．
縦軸を費用，横軸を効果とした場合，A（左上）では，ある基準（例
えば既存治療）に比べると費用は高いが（＋）効果は低い（−）ため，
費用効果比はマイナスになるが，この場合，解釈が難しく，あまり意
味がないので計算しなくてよい．実際Aのプログラムは，高かろう悪
かろうで，明らかに費用対効果はよくない．これを**ドミネイテッド（劣
位）**な選択という．一方，B（右下）では，費用は低いが（−）効果
は高い（＋）．これも同様にマイナスになるので，計算する意味はない
が，費用対効果に優れることは明らかなので**ドミナント（優位）**な選
択という．費用効果比の計算が必要なのは，CやDのプログラムのよ
うに費用も高いが（＋）効果も高い（＋）場合である．では，CとD
のどちらの方が費用対効果のよいプログラムなのか？ これを明らかに
するために費用を効果で割った費用効果比を計算する．図5では縦軸
の値を横軸の値で割るので**傾き**を計算することになる．この値が小さ

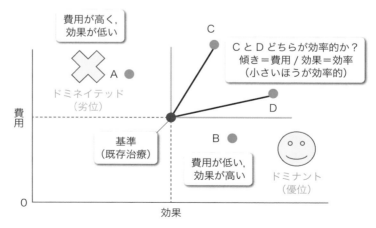

図5◆費用対効果平面

い方，つまりDのプログラムが費用対効果に優れる（効率的）と判断する．

4. 増分費用効果とは

▶増分費用効果の考え方

　費用効果分析では，費用と効果を比べたときに傾きが最も小さいもの（プログラム）が費用対効果に優れると判断した．では，そのプログラムより，もう少し費用がかかるが，より高い効果が期待できるプログラムがあったらどうするか．例えば，基準（既存治療）からみた場合，基準→Eよりも基準→Dのプログラムの方が傾きは小さいので費用対効果がよいといえる（図6）．しかし，Dに比べるとEはさらに高い効果が期待できる（効果の軸でより右にある）．この場合，DからEに線を引いて，この傾きであらわすことのできる追加費用が受け入れ可能かを考える．これを**増分費用効果比**という．実際はEとDの費用の差（費用$_E$－費用$_D$）をEとDの効果の差（効果$_E$－効果$_D$）で割って計算する．新しい医薬品のように従来品に比べて，より付加価値の高いものが開発された場合，その価値に対していくら払うか（薬価の加算など）を考える場合は，この**増分費用効果**の考え方が使える．

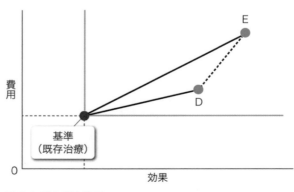

図6◆増分費用効果

▶増分費用効果の日常例

　ただ，この考え方は特殊なものでなく，日常生活でも無意識に使っている場合が多い．例えば，新しいノートパソコンを購入する場合を考えよう．おそらく，メーカー，機種，スタイル，性能など，いろいろなことを考えながら，予算内で最も気に入った製品を選ぶであろう．購入を決めた後に，「メモリを増設できる」「ソフトウエアを選べる」「サポートサービスを追加できる」と提案された場合，その追加サービスの価格を安いと感じたら受け入れるだろうし，高いと感じたら断るだろう．新しい車のオプション，海外旅行のオプショナルツアー，みんな同じである．車は買う，海外旅行は行くと決めた後は，その価格はすでに受け入れているので，後は追加費用とその価値だけで判断しているはずだ．この考え方が増分費用効果の考え方である．追加される効果に対し，追加で必要となる費用がいくらになるかを計算し，その価格が受け入れ可能かで判断する．費用の差を効果の差で割り算することは，追加で獲得する効果1単位にいくら払うかを計算することである．この増分費用効果比のことを英語でIncremental Cost Effectiveness Ratioといい，その頭文字をつなげて**ICER**（アイサー）とよばれることが多い．では，このICERがいくらであれば受け入れ可能なのか？　その判断は後で説明する（基礎編4参照）．

5. 投入と結果を比較する

　医療サービスを利用（提供）する場合，その医療サービスにかかる費用がある．例えば，医薬品などの代金が該当する．この費用を**投入額**とする．一方，その医療の結果，避けることができる費用もある．例えば，入院しなくてもよくなった，つまり入院費が削減できたともいえる．これを**削減額**とする．医療サービスに関係する具体的な費用については後で説明するが，ここでは，その投入額と削減額をどうやって比較するかを考える（図7）．

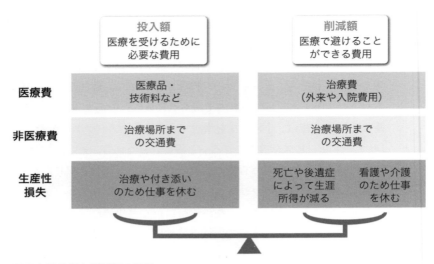

図7◆投入額と削減額の比較

▶費用比較分析の考え方

　　一般的に，2つの数字を比較する場合は，一方の値を他方の値で割り算する，つまり比を計算して，その値が1より大きいか小さいかで判断する．また別の方法として，一方から他方を引き算する，つまり差を計算して，その値がプラスかマイナスかで判断する．例えば，社会においてある医療サービスを行うためには投入額が100万円必要だとする．また，その結果として入院患者が減ることで200万円の削減額が見込まれる．その場合，比は100万円÷200万円で0.5，差は100万円−200万円でマイナス100万円と計算できる．いずれも投入額よりも削減額の方が大きいので，費用対効果はよさそうだと判断できる．この手法が前述の**費用比較分析**であり，不完全な分析である．

▶費用効果分析の考え方

　　実際には，この医療によって，使われる医療費のみが変わるだけでなく，患者のQOLや**生存期間**も影響を受ける．その場合，削減額に加え，患者の健康状態も結果として考慮する必要がある．ただし，前

述したように費用の測定単位はお金（円）だが，健康の単位は時間（年）や患者数（人）などさまざまで，分子と分母の単位が異なるため差を計算することはできない．また，異なる単位同士でも比は計算できるが，その解釈が難しい．実際1年間長く生きることができるのに100万円必要といわれても，それが高いのか安いのか判断できないだろう．この手法は前述した**費用効果分析**であるが，費用対効果の判断には何らかの基準が必要となる（これについては基礎編4で説明する）．

▶費用便益分析の考え方

　一方，より簡単な方法は，生存期間（年）を金銭単位（円）に置き換える手法である．投入額（円）から獲得年（円）を引き，差を計算し，その値がマイナスであれば，結果の方が大きいので費用対効果がよいといえるし，プラスであれば費用対効果が悪いと判断できる．この手法が前述した**費用便益分析**である．前述したように，効果を金銭的に示すことができる分野で，一般的に使われるのは，解釈が単純だからである．一方，医療分野の場合，1年長く生きるための価値は500万円など，**人命の価値**を金銭単位で示すことが難しいため，限られた研究のみで使われている．

6. 分析の立場

▶経済評価の目的は立場で異なる

　医療経済評価は，期待される費用や結果をどこまで含めて考えるかで，得られる費用対効果が大きく変わる．そこで分析をはじめる前に，**誰の意志決定**に役立つ分析を行うかを宣言して，費用と結果をどこまで考慮するかをあらかじめ決めておく必要がある．例えば，病院経営者であれば，新しい手術ロボットの導入を検討する際，その機器の価格，維持費，人件費，利用頻度，診療報酬など，そのサービスを提供するために病院が支払う費用とそれによって得られる利益を知りたいと思う．一方，その手術を受ける患者であれば，手術費用だけでなく，入院中に必要なお金，交通費，日常生活への影響など，いくら支払うの

か知りたいと思う．このように立場によって気になる点が全く違うだろう．提供者と利用者という立場によって，考える「お金」が異なるため，経済評価の目的も異なる．

▶経済評価でよく用いられる分析の立場

　このように経済評価は，誰のための分析かという**分析の立場**を明確にすることからはじめる（表3）．例えば，患者や家族のために行う分析では，病気の治療のために自らのお財布から支払うお金が大切なので，病院や薬局で支払う自己負担金だけでなく，ドラッグストアで購入するもの，病院に通うための交通費，入院期間中の収入減，看病などにかかる費用などを考慮して分析する必要がある．一方，医療機関（医師）の立場であれば，患者に医療を提供するために必要な費用（医薬品，処置，入院，人件費など）が重要で，本来は保険償還されないものも含めて評価することが必要である．また，国や保険者の立場であれば，制度的にその医療サービスを提供するための財源（保険料，税金）や診療報酬（医科，調剤，薬価など）に関係する費用を考える．これらに加えて，介護報酬や公的補助でカバーされるものを含む場合もある．最後に，いろいろな立場で支払われる費用をすべて含む場合を，**社会全体の立場**という．もちろん考慮はするが，実際に把握できない場合もありうるので，立場と費用が完全に一致しない場合もあるが，どの立場で分析を行うのか明らかにすることが重要である．

　なお，中央社会保険医療協議会（中医協）で提示された**費用対効果評価の分析ガイドライン**では，公的医療の立場，公的医療・介護の立場，より広範な費用を考慮する立場の3つの立場に分けて，公的医療費，

表3◆分析の立場

立場	目的	費用の範囲
患者や家族	個々の患者の臨床判断	患者・家族が負担する費用
医療機関	患者の代表としての臨床判断，医療機関の経営者としての意思決定	医療機関で発生する費用
国や保険者	保険償還の決定，価格決定の参考	保険システム内で発生する費用
社会全体	社会的な医療政策の決定	すべての経済的費用

公的介護費,生産性損失のうち,どれを考慮すべきか示されている[3].

7. 薬剤経済学にかかわる人たち

　薬剤経済学の**専門家**は誰だろう?「経済評価だから経済学の学者の仕事かな」「でも医療のことだから医師や薬剤師など医療提供者もかかわらないと困るな」と思うかもしれない.実は薬剤経済学の研究は,さまざまな分野の専門性をもつ研究者が,互いに協力しあって行っている.例えば,医薬品の有効性や安全性を評価するためには医師・薬剤師など,臨床現場で患者に医療を提供している専門家の意見が不可欠である.また,個々の患者だけでなく,患者集団の長期予後などを考えるためには疫学専門家も必要である.さらに,患者QOLや満足度の調査を行う社会学や心理学の専門家,費用推計や経済分析を行う経済学者,複数の情報源から得たデータを統合してモデル分析などを行う統計家や数学家,得られた費用対効果の結果をもとに医療政策などに反映させていく政治・政策学の専門家,医療へのアクセスや弱者を考慮する医療倫理の専門家など,実際は多分野の専門家がチームを組んで意思決定に役立つ費用対効果のデータを生み出しているのが現状だ(図8).この分野の研究に興味をもつ方は,新しい手法を学ぶだけでなく,自らの専門性をどう生かすかを考えることも重要である.

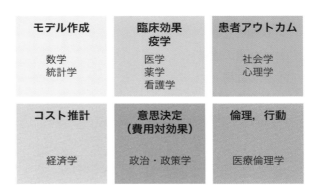

図8◆多分野の専門家(チーム)による協力体制

ちなみに私自身は，薬剤師の免許をもっており（一度も使ったことはないが），薬剤師教育に携わっている研究・教育者である．主に医療情報データベースを用いた費用推計や疫学研究が専門で，その分野の知識を生かして費用対効果研究に携わっている．薬剤経済学を学ぶために，米国の公衆衛生大学院に進学し，医療政策と疫学を専門分野として学位を取得した．教育・研究歴が異なる多くの人々が集まって協力し合っているのが，この分野の面白みでもある．

確認問題

➡解答はp.123へ

問1 臨床的な効果を金銭的な指標として測定して行う薬剤経済分析の手法はどれか？

　　① 費用効果分析
　　② 費用効用分析
　　③ 費用最小化分析
　　④ 費用便益分析
　　⑤ 費用比較分析

問2 ドラッグストアでOTC医薬品として販売している湿布薬の値段も薬剤経済分析に含む必要があるのは，どの立場で行う分析か？

　　① 患者の立場
　　② 医師の立場
　　③ 支払者の立場
　　④ 国の立場
　　⑤ 社会の立場

引用文献

1）平成28年度 国民医療費の概況（https://www.mhlw.go.jp/toukei/saikin/hw/k-iryohi/16/index.html），厚生労働省

2）「Methods for the Economic Evaluation of Health Care Programmes, 4th edition」（Michael F. Drummond, et al），Oxford University Press，2015

3）「中央社会保険医療協議会における費用対効果評価の分析ガイドライン 第2版」（https://c2h.niph.go.jp/tools/guideline/guideline_ja.pdf）〔政策科学総合研究事業（政策科学推進研究事業）「医療経済評価の政策応用に向けた評価手法およびデータの確立と評価体制の整備に関する研究」班（研究代表者：福田 敬）〕，国立保健医療科学院保健医療経済評価研究センター（C2H），2019

Columns

疫学者と医療経済学者の考え方

　私自身は薬剤経済学を学ぶために米国の公衆衛生大学院に進学し，修士課程と博士課程の合計6年間，必要な基礎知識を学んだ．主専攻は医療政策，副専攻は疫学だったため，疫学者と医療経済学者の両方から，さまざまな分析手法を学ぶ機会に恵まれた．実は，疫学者は疾病の発生や死亡の有無などに興味をもち，医療経済学者は医療サービス利用の有無やその費用推計などに興味をもつため，多変量解析など同じような分析手法を用いて医療情報などのデータ解析を行っている．しかしながら，おそらく教育体系が異なるため，専門用語や考え方が大きく異なることが多い．実際，大学院に入学したばかりのころは，同じ内容を違った言葉で説明されるため，戸惑うことが非常に多かった．

　例えば，交絡因子についてである．疫学では，交絡因子 (confounding factors) とは，曝露（要因）と結果の関連性に影響を与える第3の因子のことを示し，これをデータ収集や解析の時点で考慮しないと，誤った関係性を示すバイアスの原因となると学ぶ．一方，医療経済学では，結果に影響を与えるような未測定要因（missing variables）がある場合，予測因子と結果の関連性を正しく推計できないため，重要な説明因子はすべて考慮することが大切だと学ぶ．私は，日本で全く基礎知識を学ばずに米国に留学したので，疫学の授業で学んだことと医療経済学の授業で学んだことが，同じことを示しているのだと気がつくまでかなり時間がかかってしまった．

　同様に，多変量回帰モデルのつくり方でも両者の考え方の違いに惑わされた．疫学者の興味は，ある曝露（要因）を変化させることで，よい結果を導くことができるかを検討することである．例えば，病気の治療によって早期死亡を避けることができるかなどである．そのため，回帰モデルをつくる際に，交絡因子として調整が必要なものを統計的もしくは理論的に選んで（限定して），曝露（要因）と結果の関連性を正しく示すことが重要であると学んだ．一方，医療経済学者の興味は正しい推計値である．そのため，バイアスの可能性をなくすために，考えられる説明因子はできるだけモデルに含めるべきだという考え方である（もちろん症例数や因子同士の相関性も考慮しないといけないので，ありとあらゆるものを説明因子に入ればよいというわけではないのだが）．このように考え方が異なる指導者のもとで，同じテーマでデータ解析を行ったときのことである．授業で学んだ手順でどの説明因子を解析モデルに組み入れるかを考えて行った結果，疫学の授業で作成した回帰モデルと，医療経済学の授業で作成した回帰モデルは，最終的に全く異なるものになってしまった．同じテーマで書いたレポートの中身が全く違ったことをよく覚えている．どちらの評価がよかったかは忘れてしまい，優劣についてはいまだに結論が出ていないが，私自身は，医療経済学者から教わったやり方のほうが好きである．

2 病気に関する お金の話

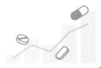

この項で学ぶこと

病気にかかる費用がいくらかを明らかにすれば，その病気の重大性を示すだけでなく，その病気を予防や治療で減らすことで，いくら医療費を削減できるかを説明できる．また，その費用を比較することで，どの医療サービスを優先させるか，誰にそのサービスを提供すべきかなど，議論することも可能になる．本項では，経済評価で使う費用とは何か，どう測定すべきか，どの費用を分析に含めるかなど，お金に関することを重点的に解説していく．

1．病気の値段とは

▶ 医療費（直接費）

　　病気の値段とは何か？　一番わかりやすいのは，患者が医療機関（病院や薬局）を利用した際に払うお金である．例えば，糖尿病で開業医を月1回受診している女性Sさん（60歳）の場合，診療所で検査を受けて経口糖尿病薬を処方してもらう．その後，薬局でその薬を調剤してもらう．この患者にとって糖尿病の治療を受けるための値段は，1月あたり12,880円で，実際の自己負担額は3割負担になるため3,864円

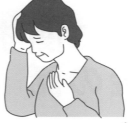

糖尿病と診断された女性Sさん（60歳）は月1回開業医の診察を受けている。今回、血糖値検査、血液化学検査などを受け、30日分の薬を処方された。

診療所で支払うお金

外来診療料	73 点
処方箋料	68 点
検査（採血など）	579 点
合計	720 点

自己負担額（3 割）
7,200 円×0.3＝2,160 円

薬局で支払うお金

調剤料	119 点
薬学管理料	61 点
薬剤料	388 点
合計	568 点

自己負担額（3 割）
5,680 円×0.3＝1,704 円

図1◆糖尿病の値段（例）
文献1をもとに作成。

になる（図1）。このように保険医療機関で受ける医療サービスは**診療報酬点数**で値段が決まっているので、それを足し合わせることで病気の値段を大まかに計算することができる。

　このような患者が医療を受ける、もしくは病院が医療を提供するためには、医薬品、医療機器といった**物**、入院、投薬、手術といった**サービス**、医師や薬剤師といった**人**などが必要になるが、これをすべてお金に換算して**医療費**という（図2）。また、お金を支払う、受けとるといったお金の移動が実際に伴うため**直接費**ともいう。実はこの値段は、サービスに対する対価として保険で支払われる金額であり、病院などが必要な物や人に実際に使っている金額とは異なる可能性がある。

▶非医療費

　一方、先ほどの糖尿病の治療を受けるための値段には含まれていないが、医師の診察を受けるために診療所に行く、あるいは薬を受けとるために薬局に行くように、多くの患者には、移動のための交通費も考える必要がある。特別な専門病院に通うために新幹線を利用している患者もいる。このように直接医療には関係ないが、医療を受けるためには必要なものを**非医療費**という。

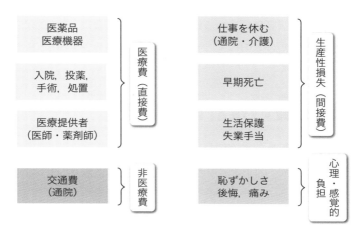

図2◆病気に関連するお金

▶ 生産性損失（間接費）

　さらに，病気の治療のために仕事を休んで病院に通院する（もしくは介護などのため家族が付き添う），病気のため早期に死亡する，病気で仕事が続けられなくなり生活保護や失業手当を受給するなど，病気になったために失う費用を考慮することも大事で，これを**生産性損失**，もしくは実際にお金が移動するわけでないため**間接費**という．

▶ 心理・感覚的負担

　最後に，実際にお金が発生するわけでないが，病気になって恥ずかしい，病気になって後悔する，病気のため耐えがたい痛みがあるということは多くの患者で起こりうる．もし仮に，このような状態を避けることが可能であれば，その対価としていくら払うかという問いに対して，人によって異なるとは思うが，いくらかは払ってもよいと考える患者は少なくないと思う．このように対価を払ってもよいと考えられる場合，その健康状態は金銭換算可能であり，このような病気を費用として考える場合もある．

　このように病気に関連するお金をまとめてみたが，実際に，どの費

用を経済評価に含めるかは，分析を行う視点と，何のために経済分析を行うかの目的によって異なる．これから各費用について細かく説明していく．

2. 医療費の推計について

▶国民医療費からの推計

　　医療費の推計については，提供される医療サービスの保険点数から計算することが一般的である．厚生労働省が毎年発表する**国民医療費**も，医療機関などで保険診療の対象となる傷病の治療に要した費用と定義している（図3）．

　　国民医療費に含まれる医療サービスを足し合わせると，2016年度には合計で42兆1,381億円，人口1人あたりに換算すると33万2,000円になる．この推計値は，入院，外来，調剤など，あるいは医療が提供された場所別，性年齢階級別，主傷病による傷病分類別など，さまざまな集計結果として公表されているので大まかな医療費を知ることができる．

▶レセプトデータからの推計

　　より詳細な医療費を推計するには**診療報酬明細書（レセプト）情報・特定健診等情報データベース**（National Data Base：**NDB**）が利用できる[2]．これは，「高齢者の医療の確保に関する法律」（2008年4月から施行）にもとづいて，**医療費適正化**を進めるうえで必要な調査分析のために，電子レセプトデータや特定健診の結果を匿名化したうえでデータベース化したもので，2014年度分から集計データが一般に公開されている．このデータを使えば，性年齢階級別もしくは都道府県別に，どのような医療サービスが使われているか，最も多く使われている医薬品は何かを明らかにすることができる．例えば，経口糖尿病治療薬の処方実態が知りたければ，図4のように簡単に集計することができる．

　　また，このようなレセプトデータは，国からだけでなく，医療機関

医療機関等	提供されるサービス	
	国民医療費に含まれるもの*1	国民医療費に含まれないもの
病院 一般診療所 歯科診療所	医科診療にかかる 診療費 入院 入院外 歯科診療にかかる 診療費 （公費・医療保険等・ 後期高齢者医療制度分）	評価療養〔先進医療（高度医療を含む）等〕の費用*2
		選定療養（特別の病室への入院，歯科の金属材料等）の費用*2
		不妊治療における生殖補助医療の費用
		美容整形費
		正常な妊娠・分娩 産じょくの費用
		集団健診・検診費
		個別健診・検診費 人間ドック等の費用
		短期入所療養介護等介護保険法における居宅サービスの費用
	入院時食事・生活医療費 （公費・医療保険等・ 後期高齢者医療制度分）	介護療養型医療施設における施設サービスの費用
		その他*3
介護老人保健施設		介護保険法における居宅・施設サービスの費用
訪問看護事業所	訪問看護医療費 訪問看護療養費 基本利用料	介護保険法における訪問看護費
		基本利用料以外のその他の利用料等の費用
助産所		正常な妊娠・分娩 産じょくの費用
薬局	薬局調剤医療費 （公費・医療保険等・ 後期高齢者医療制度分）	買薬の費用
あん摩・はり・きゅう の施術業・接骨院等	柔道整復師・はり師等 による治療費 （健保等適用分）	医師の指示以外による あん摩・マッサージ等の費用 （健保等適用外部分）
その他	移送費 （健保等適用分）	間接治療費 交通費・物品費 補装具 めがね等 （健保等適用外部分）
	補装具の費用 （健保等適用分）	

図3◆国民医療費の範囲

＊1：患者等負担分を含む．
＊2：保険外併用療養費分は国民医療費に含まれる．
＊3：上記の評価療養費等以外の保険診療の対象となりえない医療行為（予防接種等）の費用．
文献3をもとに作成．

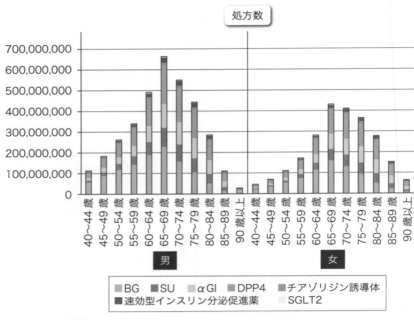

図4◆経口糖尿病治療薬の使用実態（上位100までの医薬品の集計）
文献4をもとに作成.

（病院や薬局）もしくは保険者（健康保険組合など）から患者個人レベルのデータを入手して**医療費推計**などに使えるようになってきている．レセプトは，患者ごと，診療月ごとに入院・外来・調剤別に分けて作成されるため，例えば，肺炎治療を受けた高齢者の内訳を外来と入院に分けて集計することで，外来では医薬品の占める割合が33％と高いが，入院では入院料そのものが高く，医薬品の占める割合が10％程度だということがわかる（図5）．

　ただ，このような集計データを使って病気の医療費を計算するときには，注意すべき点がある．患者が複数の併存疾患をもつ場合，ある特定の疾患にいくらの治療費が使われたのか区別できないことである．例えば，糖尿病と骨粗鬆症で治療中の患者が，骨折で入院した場合を考えてみよう．この患者が入院中に支払う医療費は，糖尿病なのか，骨粗鬆症なのか，骨折なのか，区別して集計することは難しい．その

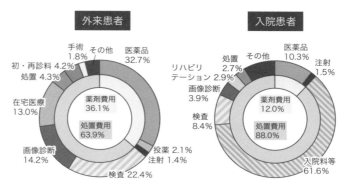

図5 ◆ 肺炎治療費の内訳

表1 ◆ 疾病医療費の区別

疾病医療費	医療費の定義
疾病を有する患者の医療費 (疾病患者医療費)	併存疾患も含めてその患者が使う医療費をすべて合計する
疾病の治療に使われる医療費 (疾病関連医療費)	その疾病のみに使われる医療費 (標準的な治療内容) を決めて合計する
疾病による追加医療費 (疾病増分医療費)	背景の類似している患者層のなかで,疾病の有無で費用の差分を計算する

ため,疾病医療費には3つの異なる考え方がある (表1).

▶疾病医療費の区別

　1つめの**疾病患者医療費**は,その患者が使った医療費をすべて合計したものである.糖尿病患者が,骨折で入院中に,骨密度の検査をしたとしても,すべて「糖尿病患者の入院医療費」として扱う.国の疾病統計や**DPC病院**[※1]の保険料も,主要な疾患を1つ決めてその費用に分類している.この場合,疾患と全く関係ない医療費を含むことがあるので過大評価に注意が必要である.

　※1　DPC病院:急性期入院医療の一部を包括的に評価して診療報酬を請求する病院.

　一方,2つめの**疾病関連医療費**は,その疾患の**標準的な治療法**(糖尿病患者に使う医薬品や処置など)をあらかじめ決めておき,それに

使われた費用だけを合計して医療費を計算する。専門家の意見を参考にして決めることが多く，医療提供者からみると納得しやすい反面，実際には治療に使われたが集計には含まれない費用もあり過小評価されやすい。また，骨粗鬆症と骨折など，互いに関連している疾患はどちらの費用に振り分けるか判断が難しい場合もある。

3つめは**疾病増分医療費**である。これは，同じ年齢の患者であれば基礎疾患の平均的な医療費は同じだと仮定して，仮にある疾患があった場合，いくら余分な費用が発生するか差分をとって計算するものである。例えば，65歳以上の患者のうち無作為に抽出した患者の年間医療費Aを計算する。別途，骨粗鬆症の治療を受けた65歳以上の患者の年間医療費Bを計算する。医療費の差分（B−A）を疾病（骨粗鬆症）による**増分（追加）医療費**と定義する（図6）。実際に疾病による治療を受けていたとしても，発生する費用は利用期間（月）によってバラツキが大きい可能性があるため，年間医療費などある程度まとまった期間の医療費をまとめて比較したほうがよい。

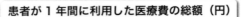
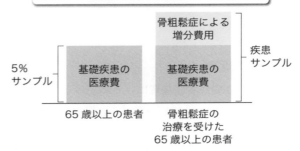

図6◆疾病増分医療費の例

3. コストとチャージ

医療費の推計は保険で支払われる金額（償還額）を使って計算されることが多い。これは，レセプトデータなど，すでに電子化されたデー

タを利用しやすいからである．一方，医療機関の立場で考えると，保険でカバーされない必要経費も多く，医療実態を示すためには適切でないと感じるかもしれない．このように，費用推計に使うお金を，医療サービスを提供するための**必要経費（コスト）**とその医療を提供することで得られる**償還額（チャージ）**に分けて考える必要がある．海外では，国における医療サービスのコストとチャージの平均的な比を公表して，それを使って費用推計を行っている研究もある．

　では，医療を提供するための必要経費はどのように計算したらよいのだろうか？ 先ほど示した例（図1）で考えると，糖尿病患者が診療所を月1回受診，検査を受けて薬をもらった場合，患者自己負担分を含めて診療所は7,200円，薬局は5,680円受けとることができる．一方，診療所や薬局は，この患者に医療サービスを提供するためには設備費，分析機器費，試薬・消耗品費，薬剤費，人件費などさまざまな費用が必要になる．また，患者数によって1人あたりの費用が変わる**固定費**，個人の患者ごとに必要になる**変動費**などに分けて考える必要もある（表2）．固定費の場合は，サービスを利用した患者数や提供するために使った時間に関する情報が必要である．一方，変動費の場合は，実際に使用した個数に関する情報も必要となる．このように医療機関側の立場で分析を行う場合は，**原価計算**もしくは**会計処理**の要領で，実際に消費した費用（コスト）を積み上げながら疾病医療費（治療費）を計算する．また，複数のプログラム（サービス）を比較する場合は，特に，サービス内容によって大きく変わるコストに関しては，詳細な情報収集が必要になる．

表2◆ 医療費の内訳

固定費（例）	変動費（例）
設備費（建物もしくは賃貸料） 機器費（分析装置など） 光熱費 人件費（医師，薬剤師，看護師，事務員） など	試薬 消耗品 医薬品 委託費（必要に応じて） など

4. 患者・家族の負担

▶専門家調査と患者調査

　レセプトなどを使った医療費推計は，医療保険などでカバーされる医療費のみしか把握できず，患者自ら購入したOTC薬やサプリメントに使われる金額は含まれないという欠点がある．また，医療保険とは別枠で支払われる生活保護費や，自治体の補助金でまかなわれる健康関連費も把握するのが難しい．そのため，医療提供者（医師や薬剤師）に症例を提示しながら，実際に使われるべき医療費を調査するか，患者自身に確認するしかない．これを**専門家調査**，**患者調査**という．実際，医薬品の処方内容から求めた医療費と，患者が実際に服用している医薬品を聞きとり計算した医療費では，両者の結果が大きく異なるという研究報告もある．また，食事や運動など，生活習慣の改善などにかかる費用も，患者自身に確認するしかない．

　さらに，医療機関を受診するための交通費も無視できない．例にあげた糖尿病患者の場合，以前は大学病院の専門医を3カ月に1回の頻度で受診していた．移動手段として新幹線を利用していたため，交通費だけでも年間5万円ほどかかっていた．現在は，近隣の診療所を紹介してもらい月1回通っているが，交通費は年5,000円程度と10分の1に減少した．糖尿病の治療内容はほとんど変わっていないが，この患者が糖尿病治療に使うお金は大幅に減少した．前述もしているが，このように医療サービスに対する対価ではないが，それを受けるために必要なお金を**非医療費**とよぶ．

▶患者調査の手法

　では，セルフメディケーション（OTC薬，サプリメント，運動や食事など）や交通費にかかる費用はどう把握するのか？　一例として，質問票を使った調査がある．図7に示したように，患者自身に，疾病に関連して過去1カ月に支払った金額を，項目別に記入してもらう．

　特に，糖尿病のように生活習慣である食事，運動などを改善すること，もしくは予防接種のように病気にならないための対策を行うこと

が医療費削減に結びつく可能性があるときは，このように患者自身が支払った金額を確認することは重要である．また，患者に直接聞くことができなくても，客観的なデータとして，患者の住所地から医療機関までの距離（または移動手段），ドラッグ・ストアなどのOTC薬やサプリメントの購入記録（ポイントカード），スポーツクラブなどの利用費用など，さまざまな形で公開されている情報を活用して，大まかな費用の推計も可能である．もちろん，この方法の推計値は，社会全体としての疾病費用で，必ずしも特定の個人や疾病に結びつけることはできない点に注意が必要である．

費用についての質問（例）
あなたが，この 1 カ月に病気（糖尿病）のために支払った費用はいくらですか？
実際に使った金額をお答えください．特にない場合は 0 円としてください．

① 病院や薬局で支払った金額（自己負担額）‥‥‥‥‥‥‥‥およそ　　　　円
② 病院や薬局に行くための交通費 ‥‥‥‥‥‥‥‥‥‥‥‥およそ　　　　円
③ 自ら購入した OTC 薬やサプリメント代金‥‥‥‥‥‥‥およそ　　　　円
④ 運動のために使ったお金（スポーツクラブなど）‥‥‥およそ　　　　円
⑤ 特別食など食事療法のために使ったお金 ‥‥‥‥‥‥およそ　　　　円
⑥ 付き添いや介護のためにヘルパーを頼んだお金 ‥‥‥‥およそ　　　　円
⑦ その他（　　　　　　　　　　　）‥‥‥‥‥‥‥‥‥‥およそ　　　　円

図 7 ◆ 患者調査用の質問票の例

5. 生産性損失

▶生産性損失の機会

　患者・家族の視点で，もう 1 つ考える必要があるのが，**生産性費用**である．仕事を休まなくてはいけない，仕事を辞めてしまうなど，病気が原因で失う機会（時間）を，それによって起こりうる収入減（生産性損失）として評価する．生産性損失の機会としては，病気のための通院や入院のために仕事を休む場合，病気のために仕事をすることができなくて休む場合，病気のために早期で死亡する場合などが考えられる．いずれも病気で休んだ時間（日数）に賃金を掛け合わせるこ

とで損失額を計算する．患者個人の賃金を計算に使う場合もあるが，仕事内容に差が出る可能性があるため，一般的には**賃金センサス**など，統計データとして公表されている性・年齢別の賃金データを使うことが多い．このデータは，仕事でなく勉強している学生や**家事労働**を行っている主婦の時間損失を計算する場合にも使える．

▶アブセンティズムとプレゼンティズム

　このように，仕事を休むことによって失われる状態を**アブセンティズム**（欠勤）という．職場の出勤記録などから，病気で休んだ日数を足し合わせて計算する．ただし，欠勤理由は自己申告の場合が多いため，入院など明らかな理由を除き，過大推計になる可能性も否定できない．また，病気に関連した欠勤（体調不良や通院のためなど）をより正確に把握するために，アンケート調査などを使って患者から直接確認する方法もある．さらに，病気で仕事を休まなくても健康状態によって仕事の効率が低下する可能性もある．この状態のことを**プレゼンティズム**（効率低下）という．これも効率低下（時間）に賃金を掛け合わせることで，病気による生産性損失として算出する．効率低下に関しては，評価スケールなどを用いて患者から直接確認するしかない．仕事のパフォーマンスを10段階で評価する方法（health and work performance questionnaire：HPQ）[5]や，身体健康や精神的問題で困難に感じた時間を作業内容ごとに調査する方法（work limitations questionnaire：WLQ）[6]がよく使われている．いずれも海外で開発された評価スケールであり，その妥当性も確認されているので，論文などを参考にしながら適切に使用することが重要である．

▶人的資本法と摩擦費用法

　このように，病気で仕事ができない時間に賃金を掛け合わせて生産性損失を計算する方法を**人的資本法**（human capital method）とよぶ．短期間の欠勤であれば，このような方法で問題ないが，欠勤が長期にわたる場合は，別の人がその仕事をいずれかは引き継ぐことになる．そのため代理人が同じように仕事ができるようになるまでを損失

時間として考える．これを**摩擦費用法**（friction cost method）といい，通常は人的資本法よりも損失の値は小さくなる．実社会での生産性損失をより反映しているとは思われるが，実際には測定が難しいといわれている．また，早期死亡のため失われる生産性損失については，交通事故などで死亡した場合の**賠償額**（死亡事故逸失利益）などを参考に計算することもある．

▶うつ病の社会的損失の推計

実例として，医療費（直接費）だけでなく，日本において，生産性損失を考慮してうつ病の社会的損失を推計した研究がある[7]．この研究によると，うつ病などの精神疾患は治療を受けていない患者も少なくなく，また死亡率も高くはないため，医療費や死亡率だけでは疾病負荷を正しく評価できないとしている．この推計では，**罹患費用**[※2]に関しては，欠勤によって生じる生産性の低下（アブセンティズム）と勤務中の生産性の低下（プレゼンティズム）を，公表されている統計データや文献から収集して損失額を算出している．また，**死亡費用**[※3]に関しては，人的資本法を用いて，うつ病による自殺者数と期待生涯賃金を掛け合わせて算出している．その結果，医療費として外来，入院，薬剤として使われる金額は年間1,800億円に対して，罹患費用は9,200億円，死亡費用は8,800億円と合計2兆円のうち約9割がうつ病から生じる生産性損失だとしている（図8）．

※2　罹患費用は病気になることで生じる欠勤や勤務中の生産性低下，失業などを含む．
※3　死亡費用は，死亡しなければ得られたであろう期待生涯賃金などを含む．

▶生産性損失データの活用

風邪など短期の病気の場合，このような生産性損失は，患者個人としては有給休暇や病欠扱いなどで給与そのものに影響はないかもしれない．しかし，給与を払う会社としては従業員が病気で働けなくなることや，労働効率が落ちることは大きな問題（損失）である．そのため，従業員が使う医療費を推計するだけでなく，労働生産性の損失を把握することは重要である．特に，有給休暇の取得や睡眠・休息時間の確保など，従業員の健康維持を目的とした労働条件の改善を考える

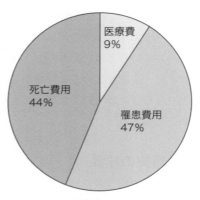

図8◆うつ病の社会的生産性損失
（約2兆円/年）の内訳

　場合，これらの情報は意思決定に不可欠なエビデンスになりうる（つまり，労働条件の改善と生産性損失を天秤にかける）．そのため，保険会社が中心になって会社向けに調査サービスを提供することが増えてきている．

6. 支払い意思額

▶支払い意思額の推定

　日常生活のなかで，車を買う，洋服を買う，食事をするなどにお金を使うときに，お財布の中身と相談しながら，いくらまでなら払ってもよいかと考える．では，医療サービスに対してはどうか．病気で苦しんでいるとき治療前に医療費のことは考えない，医師が提供する治療内容に黙ってお金を払っているのが実情ではないだろうか．一方で，万が一のことを考えて家族のために生命保険に加入している人，健康を維持するためにサプリメント購入やスポーツクラブ加入をしている人も少なくない．これらのようにあらゆることを含めて考えないといけないため，命や健康の価値をお金であらわすことは難しいが，いくらまで支払い価値があるかを問うことで調べることができる．医療経

社会としての負担についての質問

病気にかかり，死が迫っている人がいます．ある薬 A は，この患者の寿命を 1 年間だけ完全に元気な状態で延ばすことができます．今，この薬の費用をすべて公的な健康保険でまかなおうと考えています．もちろん薬の費用に応じて税金や保険料は増加します．治療費は○○万円かかります．その場合，この薬の費用を健康保険でまかなうべきだと思いますか？

個人の自己負担（全額）についての質問

あなたは，病気にかかり死が迫っている状態であるとします．このとき，あなたの病気に効く薬 B が開発されました．この薬を飲めば，1 年間だけ完全に元気な状態で生きることができます．ただしこの薬は健康保険が使えないので，治療費はすべて自己負担になります．治療費は○○万円かかります．このときあなたはこの薬を購入しますか？

図9 ◆ 支払い意思額の質問票（例）
※あらかじめ設定した金額の組合わせ（6パターン）にもとづき，回答者ごとに異なる組合わせを割り振り，1回めの質問（50万円，100万円，250万円，500万円，または1,000万円）への回答に応じて金額を上下させ，2回，同様の質問をする．
文献8と9をもとに作成．

済学では，このことを**支払い意思額**（willingness to pay：**WTP**）という．例えば，「重篤な病気のため長くは生きることができない．ある治療を行えば，あと1年間は長く生きることができる．あなたなら，その治療法に対して，いくらまで払う意思があるか？」などを質問することで，その人の1年間の命の価値を評価する．先行研究で使用された質問票の一部を図9に示す．もちろん，50万円なのか，1,000万円なのか，そう簡単には答えられないし，その答えは，仕事（収入）や生活（家族）などにも大きく影響を受ける可能性がある．実際，日本人を対象に行った調査によると，バラツキはあるが平均すると大体500万円程度だと推定された．また，他国で行った調査では，おおむね500〜1,000万円の間に収まることが示されている（図10）．

▶ 医療サービスへの投入額

このように命や健康に対して，いくらまで支払うことが許容されるかを調べることで，医療サービスに投入する限度額を決めることができる．健康な状態で1年間長く生きるための**基準値**として，英国では

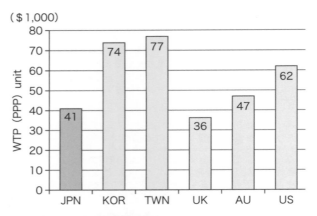

図10◆支払い意思額の調査結果
比較のため購買力平価PPPで調整後. JPN:日本, KOR:韓国, TWN:
台湾, UK:英国, AU:オーストラリア, US:米国. 文献8と9より引用.

2万～3万ポンド, 米国では5万ドル程度が参考となっている. これら
の値は, 支払い意思額の調査結果だけでなく, 1人あたりのGDPや実
際に使われている医療サービスにかかる費用(例えば透析費用)など
も考慮して決められている. 日本で行う費用対効果評価に使う**基準値**
を決める際に, このような考え方で議論されている. ただし, わが国
の場合, **国民皆保険制度**によって, ほぼすべての医療サービスの自己
負担が3割程度に抑えられていること, **高額療養費制度**によって一定
金額を超えると自己負担額がほとんど増えないこともあり, 実際にか
かる医療費と個人が負担する医療費が大きく異なる. そのため, あま
り医療にお金をかけているという実感がないのが, 医療の無駄遣いを
引き起こしている原因の1つにもなっている. これを経済用語で**モラ
ルハザード**という.

7. 国民医療費を減らすために

▶投入額と削減額

医療サービスにかかる費用は, サービスを提供するためにかかる費

用（投入額）とサービスによって削減できる費用（削減額）の両方を考える必要がある．また，医薬品や入院費など，実際に支払う医療費だけでなく，通院に必要な交通費（非医療費）や仕事を休んで通院するときに発生する生産性損失も考えなければいけない（図2）．そのうえで，投入額と削減額の差が，実際にその医療サービスを提供するために必要となる金額になる．

▶削減額は意識されにくい

しかし，患者の立場になると，この削減できる費用はなかなか実感するのが難しい．例えば，糖尿病治療のため通院すると，診療所と薬局で合わせて毎月6,000円ほど支払わなくてはいけない．さらに交通費に1,000円，仕事を休んだ日当分として1万円の収入を失うことになると，この患者にとって糖尿病治療に年間20万円近くのお金を使うことになる．一方，この治療を途中で辞めたらどうなるか．合併症のため透析治療を受けることになると，年間500万円ほどかかる．単純に比べれば合併症を抑えるために毎月治療を受けたほうがよいのは明確である．しかし，全員が合併症を発症し，透析を受けるわけではないと，**不確実な未来**に目を背けると毎月の治療代が高いと感じる．

同様に，ワクチン接種など**予防治療**も，先に発生する**確実な費用**と，後で発生するかもしれない不確実な未来を無意識に比較して避けられやすい．例えば，高齢者の肺炎を予防するためにワクチン接種が推奨されている．しかし実際は，自治体が**補助金**を出しているにもかかわらず，接種を受けない高齢者がたくさんいる．ワクチン接種の自己負担額は数千円程度なのに，肺炎が悪化して入院すると数百万円かかると説明すれば，もっと接種率が高くなると思うのだが，なかなか高齢者の**予防行動**を変えるのは難しい．

▶膨れ上がる国民医療費

前述したように，日本の国民医療費は年間42兆円まで膨れ上がっている．特に，最近は高い効果が期待できるが，非常に高額な医薬品や医療技術が導入されており，それがさらに医療費を増加させている原

因となっている．例えばがん治療の領域では，多くの新薬が開発され，治療可能な患者も増えてきている．そのため，医療費全体の14％を占めているがん医療費は大きく増加する可能性がある．同様に，他の治療分野でも新薬が開発され，同じように医療費が膨らんでくると，国民医療費自体がどんどん膨れ上がる．このままでいけば，数年後には60兆円を超えてしまうかもしれない（図11）．つまり日本が誇る国民皆保険が維持できなく恐れがあると懸念されている．

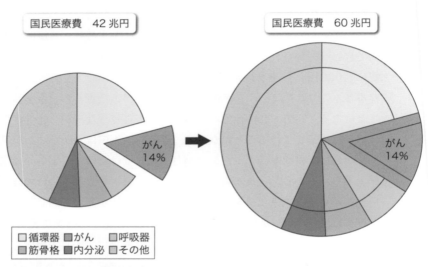

図11 ◆ 膨れ上がる国民医療費

▶機会費用による医療費削限

　それを避けるためには，医療費全体を増やさずに，**医療費の分配**を考え直すしかない．**疾病負荷**や期待される治療効果などを考慮して**優先順位**を決め，新しいサービスを行うなら，何か別のサービスを諦めるしかない．これを**機会費用**（opportunity costs）の考え方という．このように限られた医療資源（予算）のなかで，最大の利益を得るように配分を考えるのが費用対効果を評価する本来の目的である．小児医療や難病治療により資源を投入したいのであれば，ある程度のがん

治療を諦めて予算を移動するしかない（図12）．これによって医療費を増やさずに，最良の医療サービスを提供できる．費用対効果の目的として，代替医療によって医療費全体にどう影響を与えるのかを評価する**バジェットインパクト**の考え方が重要になってきている．実際に米国では，このような考え方で，自治体（州）が費用負担する医療を決めた事例もある．もちろん非常に評判は悪かったが，州の財政破綻によって医療全体が提供できなくなるよりましだとされた．

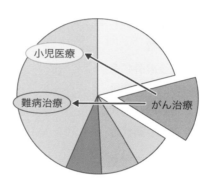

図12◆機会費用の考え方

▶「予防」による医療費削限

　さらに，このように医療全体の予算が決まっている場合，優先する医療サービスを選択せず，すべて提供するためには，医療サービスを必要とする人を減らすという方法もある．実際に，わが国でも病気になってから医療を提供する**治療**という考え方から，病気そのものを減らす**予防**という考え方に変わってきている．具体的には，**健康寿命**を目標値に定めて，糖尿病など生活習慣病を減らす医療政策（**健康日本21**）を実施している[10]．また，感染症，特に耐性菌の蔓延を防ぐために，抗菌薬の使用制限などの対策も進めている．このとき重要になるのは，病気の対策にいくら費用がかかり，その病気を予防することで，その費用をいくらに減らすことができるかという，効果を金銭単位で表現することで，誰にでもわかりやすくする**見える化**である．医

療費，非医療費，生産性費用など，さまざまな立場から病気の費用を明確にして，その金額を積み上げることは，その病気の疾病負荷を明らかにして，その対策にいくらまで費用負担をすべきか決める意思決定に役立つ．

確認問題

→解答はp.123へ

問1 次の費用のうち直接費に含まれないのはどれか？

① 医師の人件費
② 手術に使う麻酔代金
③ 入院時のベッド代金
④ 通院のためのバス代金
⑤ 薬局で支払う薬代金

問2 次の費用のうち生産性損失に含まれないのはどれか？

① 早期死亡
② 効率低下
③ 通院外出
④ 病気休暇
⑤ 失業保険

問3 糖尿病患者が骨折で入院した際に発生したすべての費用を医療費として含むものはどれか？

① 糖尿病患者医療費
② 糖尿病関連医療費
③ 糖尿病増分医療費
④ 骨折治療費
⑤ 国民医療費

引用文献

1）糖尿病とお金のはなし（http://dmic.ncgm.go.jp/general/about-dm/080/100/01.html），国立国際医療研究センター糖尿病情報センター

2）レセプト情報・特定健診等情報の提供に関するホームページ（https://www.mhlw.go.jp/stf/seisakunitsuite/bunya/kenkou_iryou/iryouhoken/reseputo/index.html），厚生労働省

3）平成28年度 国民医療費の概況（https://www.mhlw.go.jp/toukei/saikin/hw/k-iryohi/16/index.html），厚生労働省，2018

4）第2回NDBオープンデータ（https://www.mhlw.go.jp/stf/seisakunitsuite/bunya/0000177221.html），厚生労働省

5）Kessler RC, et al：The World Health Organization Health and Work Performance Questionnaire（HPQ）. J Occup Environ Med, 45：156-174, 2003

6）Lerner D, et al：The Work Limitations Questionnaire. QoL Newsletter, 28：10-11, 2002

7）佐渡充洋：うつ病による社会的損失はどの程度になるのか？–うつ病の疾病費用研究–. 精神神経学雑誌, 116：107-115, 2014

8）Shiroiwa T, et al：International survey on willingness-to-pay（WTP）for one additional QALY gained: what is the threshold of cost effectiveness? Health Econ, 19：422-437, 2010

9）下妻晃二郎，白岩 健：薬剤経済評価のための患者アウトカム評価. 臨床薬理, 41：275-280, 2010

10）健康日本21（第二次）（https://www.mhlw.go.jp/stf/seisakunitsuite/bunya/kenkou_iryou/kenkou/kenkounippon21.html），厚生労働省

Columns

計量経済学による医療費の推計

　私の博士論文は慢性閉塞性肺疾患（chronic obstructive pulmonary disease：COPD）の薬物治療の経済評価についてである．診療報酬請求データいわゆるレセプトデータを使って，症状悪化やそれに伴う医療費の推計を行った．

　疫学では，疾病や死亡の有無といった2値の目的変数を扱うことが多い．私も，ロジスティック回帰モデルを使って薬物治療によって入院リスクなどがどの程度減るかを検討した．一方，医療費は連続変数なので，線形回帰（ordinary least square：OLS）モデルを使って削減額を推計した．このとき入院しない患者もいるし，長期の入院が必要で非常に高額の医療費を使った患者も存在したため，通常の正規分布を示すデータとしての分析はできなかった．そこで，まずは医療費が発生したか否かで分けたうえで，発生した医療費を対数変換することで，OLSでの推計を可能にした．この手法は2段階モデル（Two-Part Model）

とよばれ，計量経済学の世界ではよく使われる手法である．その他，変換した対数をもとに戻す際に必要なSmearing補正や推定値の95％信頼区間を求めるためのブートストラップ法などもある．

　実は，このような分析手法は，疫学の世界ではあまり学ぶ機会はない．近年，レセプトデータを使った研究報告が増えてきているが，その多くは医療者や疫学者によるアウトカム研究である．レセプトデータの特性を考えると，もっと医療費推計に関する研究が増えてもいい気がする．研究の幅を広げるためにも，計量経済学のテキストを読んでみてはいかがでしょうか．

(Akazawa M, et al：Economic assessment of early initiation of inhaled corticosteroids in chronic obstructive pulmonary disease using propensity score matching. Clin Ther, 30：1003-1016, 2008)

3 薬物治療の効果とは

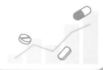

この項で学ぶこと

薬物治療の目的は何か．どうすれば治療効果を正しく評価できるか．経済評価に使う効果として注意すべき点は何か．経済評価では，臨床研究や疫学研究から得られた臨床的エビデンスを使うことが多い．本項では，データを正しく理解するために，評価尺度，比較方法，バイアスなどについて一通り復習したうえで，経済評価で重要となる患者視点での効果測定について詳しく説明していく．

1. 治療効果のあらわし方，比較のしかた

▶薬物治療と評価尺度

薬物治療のゴールは何だろうか？ もちろん病気が治ることが一番よいが，慢性疾患の治療など，最近は病状をコントロールするために薬を飲み続ける患者も少なくない．効果を測定するためには，疾患ごとに薬物治療の目標，つまり患者が何を望んでいるかを考えなくてはいけない．糖尿病患者にとっては，合併症によって手足の切断，失明，透析などのイベントが発生することは避けたい．一方で低血糖による症状が出る回数は減らしたい．また，「自宅療養ができず入院しなくて

はいけない」「寝たきりとなり普通の生活が送れない」「予後が悪く早期に死亡する」など，最悪の結果を避けることができたらと考えるとさまざまな評価指標が思い浮かぶ．ある薬物治療の特徴を示すためにも，どんなメリットが期待されるのかを示すことができる**効果指標**を選択することが理想である．一般に，薬剤経済学では，病気が治る（もしくは健康になる）ことを示す**罹病期間**，長く生きることを示す**生存期間**，健康で長生きできる**健康寿命**などが効果指標として使われることが多い．「退院して自宅に戻ることができた」「介護のための施設への入所を避けることができた」など，**医療資源利用の観点**から効果指標を決める場合もある．

このように，治療効果などを計る場合は，まずは**評価尺度**（ものさし）を決める必要がある（表1）．HbA1cや血圧などの検査値，医療費や生存時間など数値として測定できるものを**連続変数**という．連続変数には，回数のように1回，2回とカウントする離散値も含まれる．これらのデータを示すときは，**平均値±標準偏差**もしくは**中央値±四分位範囲**など代表値とバラツキで表現することが多い．一方，死亡の有無「あり・なし」や痛みの程度「大・中・小」などのように分類して表現するものを**カテゴリー変数**という．そのなかで，2つに分類する場合を**二値変数**，3つ以上で大小の順序がないものを**名義変数**，あるものを**順序変数**という．いずれも全体のなかで，その分類が占める**割合（％）**で表現する．例えば，死亡率30％，痛み大が10％，中が50％，小が40％などのように使う．

表1◆評価尺度（ものさし）

データ	特徴	例
連続変数		
測定（measured）	連続値	検査値，医療費，生存期間
計数（counted）	離散値	入院回数，発作回数
カテゴリー変数（二値変数を含む）		
名義（nominal）	大小関係なし	発症，治療，死亡
順序（ordinal）	大小関係あり	痛みの程度，満足度

▶評価尺度と検定方法

　このように治療効果を平均値や割合で表現することが決まったら，次は比較を考える．通常は，それぞれの値を引いて**差**を求めるか，割って**比**を求める．例えば，治療方法ＡとＢの医療費と延命効果に違いがあるのかを比べる場合，Ａは１人平均10万円，Ｂは１人平均6万円の医療費がかかるが，延命効果はそれぞれ平均5年間と4年間だとすると，費用の差は4万円（10万円−6万円）でＢのほうが安い，もしくは比を計算して40％安くなるといえる．延命効果にしても同様に，Ａのほうが1年間長く，もしくは1.25倍長く生存できるといえる．このように，費用や年数のように**連続変数**で表現できる場合は，***t*検定**のような手法を使って，**統計的に有意な違い**なのかを評価することも可能である（図1）．

　一方，治療効果を**治癒率**という**割合**で示した場合はどうなるか．例えば，Ａのほうが治癒率が高く，Ａでは100人中60人（効果60％），Ｂでは100人中50人（効果50％）が治癒したとする．この場合，Ｂに比べてＡの治療効果は10％高い（60％−50％），もしくは1.2倍高い（60％/50％）ということができる．疫学用語では，前者を**リスク差**（**寄与危険度**），後者を**リスク比**（**相対危険度**）という．ちなみにリス

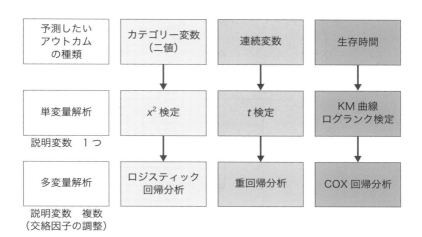

図1 ◆ 評価尺度と検定方法の関係（2群間比較の場合）

ク差の逆数は，1人の治療効果を確認するためには何人に治療しなくてはいけないかをあらわす**治療必要数**（number needed to treat：**NNT**）と定義され，基礎編4で説明するICERを計算する場合の分母と同じになる．また，**割合**（リスク比）を比較して，統計的に違いがあるかを調べる場合は，**χ^2検定**を使うことが多い．

　実は，この**評価尺度**の選択と使える**検定方法**は自動的に決まるので，覚えておくと便利である（図1）．

▶誤差の種類と対処

　このような量的データの解析には，実測値と実際の値（真の値）との差に違いが生じる可能性も考えなくてはいけない．この差のことを**誤差**といい，測定方法によって均等にばらつくものを**偶然誤差**といい，標準偏差や範囲などであらわすことができるので代表値とともに示すことが大事である（図2）．対処方法としては，測定数（サンプル数）を大きくすれば自動的に少なくなる．一方，特定の方向性をもって生じるものを**系統誤差**といい，選択バイアス，情報バイアス，交絡因子など原因や特性によってさまざまに分類されている．いずれも研究方

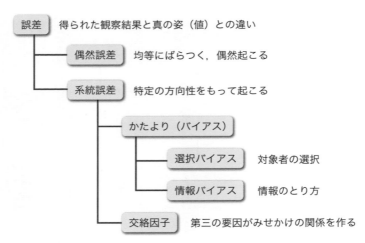

図2◆誤差の原因と分類

法に問題があることが多く，データを集めた後に補正することが難しい．そのため，計画段階からバイアスを減らす努力が重要である．研究手法とバイアスに関しては，巻末にまとめた疫学の参考書を参考にしてほしい．

2. 真のエンドポイント

▶効能と効果

薬物治療の効果は**臨床試験**によってデータが集められることが多い．通常，臨床試験では，評価が可能な患者集団が選ばれ，適切に管理された状態で，比較的短期間で評価が行われることから，実際の医療環境で行われる治療実態と異なる可能性がある．実際に，実臨床で本当に役立つ情報にするためには，①症例数が少ない，②投与方法が限定される，③投与期間が短い，④対象年齢が限定される，⑤対象患者が限定されるという5つの限界が指摘されている．そのため，臨床試験で確認された結果を**効能**（efficacy）といい，臨床の場で確認された結果を**効果**（effectiveness）と区別することもある．また，効果をどのように評価するか，つまり期待される**エンドポイント（評価指標）**をどのように設定するかという点でも異なる（表2）．例えば，臨床試験では，短期間で確認できる血圧やHbA1cの値が，どの程度改善したかという代理（中間）指標を用いることが多い．一方，臨床の

表2◆試験デザインとエンドポイント

	アウトカム（結果）	エンドポイント（評価指標）
臨床試験	**効能（efficacy）** 理想的条件下での有効性 ・インフォームドコンセント ・年齢・合併症・併用薬などの制限 ・専門医の評価	**代理（中間的）指標** 薬理作用を反映させるような指標 例）血圧値，血糖値，骨密度など
経済評価	**効果（effectiveness）** 一般的条件下での有効性 ・ノンコンプライアンス ・幅広い年齢・合併症・併用薬 ・一般医による評価	**最終的指標** 真の治療目的を反映する指標 例）生存年数，無増悪期間， 　　QOL改善など

場における最終的な治療目標（エンドポイント）は，糖尿病の悪化による合併症予防や，血圧を安定させ脳血管疾患の発症リスクを抑えることなどである．**薬剤経済学**では，このように臨床の場で実際に行われる治療条件下で，真のエンドポイントをどの程度改善できるかという考え方が重要である．

▶真のエンドポイントを指標とするには

一方で，合併症や脳血管疾患の発生を確認するためには，長期の観察期間が必要である．しかし，フォローアップ期間が数年にわたる研究は，あまり現実的でなく，実施例も限られている．そのため，長期予後を予測するためのモデル分析の手法や既存のデータを二次的に活用する疫学研究（特に，データベース研究）が**経済評価**のため用いられることが多い．理想的には，臨床試験データをもとに**モデル分析**を行い，実臨床データが蓄積されたら，それを検証する意味でデータベース解析を行うのが望ましい．ただ，分析時期が異なるため，医療環境の変化をどう調整するべきか，観察研究で問題になる交絡因子やバイアスをどのように処理するか，検討すべき課題も多い．わが国でも利用できるデータベースが増えてきているので，質の高い実臨床研究が増え，さまざまな解決方法が提案されることを期待している．

医療における経済評価とは，期待される効果に対していくらまでなら支払ってもよいか，価値を問うものである．そのため，真のエンドポイントのなかでも，何人救えるか（人数）や何年生きられるか（年数）という評価指標のほうが判断しやすい．そのため生存数，生存期間，**質調整生存年**（quality adjusted life year：QALY，後述の図7参照）などが効果の指標として選ばれることが多い（表3）．

表3◆経済評価で使われる効果指標

効果	生存数（人数）	生存期間（年数）	質調整生存年（年数）
何を期待する（ものさし）	1人救うためには	1年間，長く生きるためには	1年間，健康な状態で長く生きるためには
単位	費用/人	費用/年	費用/QALY

3. 臨床試験から

▶治療効果に関する情報の集め方，使い方

　薬剤経済学で使う治療効果に関する情報は，実際は公開論文などから得ることが多い．例えば，ワクチン接種によって，どの程度肺炎発症を抑えることができるか，死亡例を減らせるかという情報が必要であれば，ワクチン接種群と非接種群を比べた論文を探せばよい（表4）．この情報を使えば，ワクチン接種によって肺炎発症を1,000人・年あたり45人減らせるし，死亡例も4％減らせるといえる．薬物治療であれば臨床試験で報告されるリスク差やリスク比（オッズ比）のデータを使うことで相対的な治療効果について情報が得られる．

　同じ死亡率のデータでも，**5年生存率**のようなデータを使って年間死亡率を計算する場合，いくつか注意する必要がある．仮に5年生存率が80％であっても単純に年間死亡率を20％/5＝4％としてはいけない．なぜならば毎年4％が死亡すると計算した場合，$1-0.04=0.96$の5乗は0.82になるので，5年生存率とは一致しなくなる．正確には$\sqrt[5]{0.8}$を計算して毎年4.4％が死亡すると5年間でちょうど20％になる．ただ，この場合，毎年同じ割合で死亡するという仮定が必要になる．一方，がん化学療法の試験結果として示される**生存曲線**（カプランマイヤー曲線）では，治療開始直後は死亡率が高く，その後だんだん減っていくことが多い（図3）．この場合は，毎年の死亡率は同じだと仮定できないので，曲線の形状に合わせて死亡確率を計算することになる．

表4 ◆ 介護施設入所者における肺炎球菌ワクチンの効果

	肺炎球菌感染（1,000人・年あたり）			死亡	
	接種群	非接種群	減少率 (95％信頼区間)	接種群	非接種群
すべての肺炎	55	91	45 (22〜81)	21％ (13/63)	25％ (26/104)
肺炎球菌性肺炎	12	32	64 (32〜81)	0％ (0/14)	35％ (13/37)

平均年齢85歳，n＝1,006．文献1より引用．

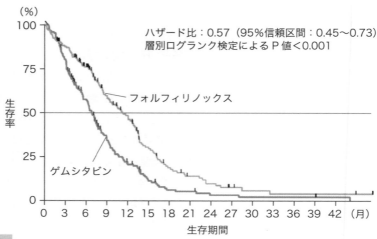

図3◆がん化学療法と生存曲線
No. at Risk：その時点の生存者数．文献２より引用．

（図内テキスト）
ハザード比：0.57（95％信頼区間：0.45〜0.73）
層別ログランク検定によるＰ値＜0.001

フォルフィリノックス
ゲムシタビン

No. at Risk														
ゲムシタビン	171	134	89	48	28	14	7	6	3	3	2	2	2	1
フォルフィリノックス	171	146	116	81	62	34	20	13	9	5	3	2	2	2

▶メタアナリシスとネットワークメタアナリシス

　　　　さらに，同じ薬物治療に関して複数の臨床試験結果がある場合は，**メタアナリシス**の手法を使って結果を統合することもできる．例えば，心房細動治療に新規の経口抗凝固薬とワルファリンを比較した臨床試験は数多く実施されているため，各試験から得られた出血のリスク比（Risk Ratio）を使って，それぞれの患者数を考慮しながら加重平均を計算することで統合結果とそのバラツキを計算できる（図4，一番下に◆で示されるTotalの数値）．ただし，**システマティック・レビュー**※の実施方法や各試験の結果を本当に統合できるのかなど，批判的に吟味したうえで活用することが望ましい．

　　※　システマティック・レビューとは，リサーチ・クエスチョンに関連する研究論文を網羅的に調査し，同質の研究をまとめ，バイアスを評価しながら分析・統合を行うこと．根拠に基づく医療（EBM）で使われる[4]．

Study or Subgroup	NOAC Events	NOAC Total	VKA Events	VKA Total	Weight	Risk Ratio M-H, Fixed, 95％CI	Risk Ratio M-H, Fixed, 95％CI
Di Biase 2015	2	200	1	200	2.4％	2.00 [0.18, 21.88]	
Dillier 2014	1	272	1	272	2.4％	1.00 [0.06, 15.91]	
Kuwahara 2016	1	100	0	100	1.2％	3.00 [0.12, 72.77]	
Lakkireddy 2014	5	321	7	321	16.7％	0.71 [0.23, 2.23]	
Maddox 2013	1	212	3	251	6.6％	0.39 [0.04, 3.71]	
Nagao 2015	5	499	4	370	11.0％	0.93 [0.25, 3.43]	
RE-CIRCUIT 2017	5	317	22	318	52.5％	0.23 [0.09, 0.59]	
Tao 2017	0	76	1	71	3.7％	0.31 [0.01, 7.53]	
VENTURE-AF 2015	0	123	1	121	3.6％	0.33 [0.01, 7.97]	
Total (95％CI)		2120		2024	100.0％	0.50 [0.30, 0.84]	
Total events	20		40				

Heterogeneity: Chi² = 6.76, df = 8 (P = 056)；I² = 0％
Test for overall effect: Z = 2.63 (P = 0.009)

0.01 0.1 1 10 100
NOAC がよい　　VKA がよい

図4◆心房細動治療における新規経口抗凝固薬（NOAC）とワルファリン（VKA）を比較した臨床試験のメタアナリシス
◆は統合した結果．1をまたがないのでNOACのほうが出血リスクが有意に低いことが示されている．
文献3より引用．

　また，臨床試験は，汎用されている薬物治療に比べて，新薬の効果や安全性はどうかを評価するために行われる．そのため，新規の経口抗凝固薬どうしを比較したい場合，使える臨床試験があまりないことに気づく．その解決方法の1つとして，最近注目されているのが**ネットワークメタアナリシス**（NMA）という手法である[5]．図5の例では，新規の経口抗凝固薬（ダビガトラン，リバーロキサバン，アピキサバン）の直接比較のデータが少ないので（合計8試験），ワルファリンを経由した間接比較の結果（16試験）も合わせて利用する．
　なお，**メタアナリシスとネットワークメタアナリシス**に共通する注意であるが，結果を統合する前に，各試験が比較可能なものか確認することが大切である．対象としている患者，交絡因子の分布，アウトカムの定義などが試験によって異なる場合も少なくない．また，興味のあるアウトカムが，一次エンドポイントなのか，二次的に評価されたものなのかによって，交絡因子の調整程度やバイアスの可能性も異なる．このように複数の試験結果を統合する場合，統合のしかたよりも，評価対象とする論文の選び方がより重要である．近年，システマティック・レビューに関する論文が多く発表されているが，リサーチ・

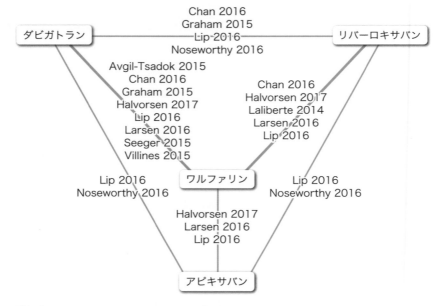

図5◆ネットワークメタアナリシスの関連図
実線は各薬剤同士を比較した臨床試験を示している．ワルファリンを中心に新規経口抗凝固薬との比較を
行っているものが多く，経口抗凝固薬同士を比較しているものは限られている．文献6より引用．

　　クエスチョンが同じでも，最終的に選ばれる論文が異なることが多い
のは，このように比較可能な論文を選ぶことが難しいことを反映して
いると思われる．

4. QOLによる重み付けQALY

▶健康状態の評価

　　薬物治療のおかげで命を救うことができても，寝たきりの状態では
生きていてもしかたがないと考える人もいるかもしれない．慢性疾患
の患者のなかには，薬物治療によって症状をコントロールしながら穏
やかに日常生活を送っている人もいる．生きることの価値は，何年生
きることができるかでなく，「健康上の問題がない状態で」という条件
付きで評価することも大切である．健康上の問題がない状態で生きて

いる期間を**健康寿命**とよび，**平均寿命**との差をできるだけ小さくすることが国の政策目標になっている[7].

　では，健康な状態を計るためにはどうしたらよいのか？ 経済評価では健康状態を効用値もしくは**QOL**値（QOLはquality of lifeの略）という値で示す．一般的には，最も好ましい健康状態（完全な健康）を1として，最悪な健康状態（または死亡）を0としたとき，現在の健康状態はいくつか（例えば0.5）などと相対的な値として決める．患者満足度のように患者に直接「あなたの健康状態は？」と尋ねることから**患者報告アウトカム**（patient reported outcome：PRO）ともいう．

▶健康状態の直接測定法

　この健康状態を直接測定する方法として，**評価尺度法**（rating scale），**標準的賭け法**（standard gamble），**時間損失法**（time trade off）がある．評価尺度法は，温度計のような尺度（ものさし）を使って，0から1の間で，現在の健康状態はどの位置になるか，チェック（☑）をつけてもらう（図6A）．これを**視覚アナログ尺度**（visual analogue scale）ともいう．効用値は「原点（0）から選ばれた点までの長さ」を「ものさし全体の長さ」で割った値として計算する．標準的賭け法は，あまり好ましくない健康状態hが確実に続く場合（選択肢①）と不確実な賭け（選択肢②）の間で，完全な健康状態が得られる確率pを変更する仮想的な選択を行う（図6B）．今の健康状態hがよければ，わざわざ不確実な選択肢②は選ばないだろうし，反対に健康状態が悪ければ，少しでも確率pが高ければ選択肢②を選ぶかもしれない．確率pの値を変更しながら選択肢①か②のどちらかを選ばせ，どちらも選ぶことができない時点での確率pが効用値になる．時間損失法は，あまり好ましくない健康状態hで10年間生きることができる場合（選択肢①），仮に完全に健康な状態になれるなら（選択肢②），何年を犠牲にしてよいかを考えるX年を選ばせる（図6C）．このときX/10が効用値になる．

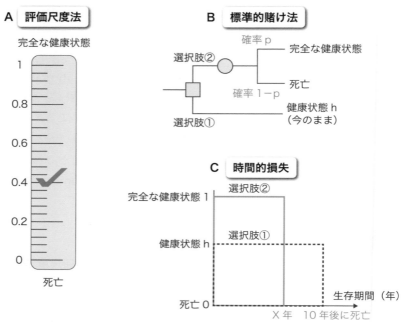

図6◆効用値の直接測定法
文献8をもとに作成.

▶健康状態の間接測定法

　このような測定方法は，効用値そのものを測定するのでわかりやすいが，死亡への恐怖や将来より今が大事と考える時間選好があるため測定結果が個人の価値観で大きく左右されやすい．そのため，自記式の質問票などを使って，多面的に調べた結果から換算式を用いて効用値を間接的に測定する方法もある．質問票としては，一般的な健康状態を評価する**包括的尺度**（EQ-5DやSF-36など）と特定の疾患に使う**疾病特異的尺度**（がん，呼吸器疾患，リウマチなどさまざまな質問票が開発されている）がある．日本語訳があり，日本人のために開発された換算式がある質問票として**EQ-5D-5L**がある[9]．これは5項目の健康状態（移動の程度，身の回りの管理，ふだんの活動，痛み/不快感，不安/ふさぎ込み）について5段階で回答してもらう．仮に，そ

の結果が移動の程度（1），身の回りの管理（2），ふだんの活動（3），痛み/不快感（1），不安/ふさぎ込み（4）の組合わせであれば換算式を用いて計算すると**効用値**は0.636となる．

▶ 健康状態で重み付けした生存期間

このような方法を用いて健康状態を効用値で数量的にあらわすことができれば，健康状態で重み付けした生存期間を計算することができる．これを**質調整生存年**（quality adjusted life-year：**QALY**）という（図7）．例えば，ある男性が病気になり，あと20年間しか生きられないと診断される．10年後に症状が悪化し寝たきり状態になり，効用値は健康（1.0）から寝たきり（0.3）に低下した．このとき男性の生存年数は20年であるが，質調整生存年は13QALYになると計算する．

世界保健機関（WHO）では，QALYの代わりに**障害調整生命年**（disability-adjusted life year：**DALY**）という健康指標を用いて病気や障害，早期死亡により失われた年数を計算して，疾病負荷を総合的にあらわす[10]．これは健康や障害のために損なわれた**障害生存年数**（YLD）と早期死亡によって失われた**損失生存年数**（YLL）を足し合わせて計算する指標である．DALYなどの統一した指標で疾病負荷を示

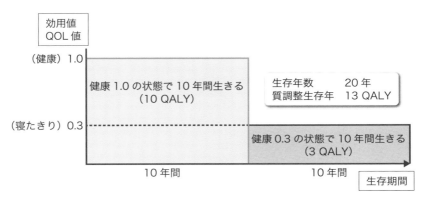

図7 ◆ 質調整生存年
文献12をもとに作成．

すことにより，国際的ならびに各国で問題となる病気や障害を比べることができる．

確認問題

→解答は p.123 へ

問1 臨床研究ですでに集められたデータを使って治療効果を正しく評価したい．後から統計的な手法で修正可能な問題はどれか？

① 偶然誤差
② 測定バイアス
③ 選択バイアス
④ 交絡因子
⑤ 評価尺度

問2 経済評価に使うための効果指標として，適切なものはどれか？

① 骨密度の上昇
② 血糖値の減少
③ QOL の改善
④ 生存期間の延長
⑤ 出血リスクの増加

引用文献

1) Maruyama T, et al：Efficacy of 23-valent pneumococcal vaccine in preventing pneumonia and improving survival in nursing home residents: double blind, randomised and placebo controlled trial. BMJ, 340：c1004, 2010

2) Conroy T, et al：FOLFIRINOX versus gemcitabine for metastatic pancreatic cancer. N Engl J Med, 364：1817-1825, 2011

3) Cardoso R, et al：An updated meta-analysis of novel oral anticoagulants versus vitamin K antagonists for uninterrupted anticoagulation in atrial fibrillation catheter ablation. Heart Rhythm, 15：107-115, 2018

4)「Cochrane Handbook for Systematic Reviews of Interventions Version 5.1.0 [updated March 2011]」(Higgins JPT & Green S, eds)（http://handbook-5-1.cochrane.org/）, The Cochrane Collaboration, 2011

5) Jansen JP, et al：Indirect treatment comparison/network meta-analysis study questionnaire to assess relevance and credibility to inform health care decision making: an ISPOR-AMCP-NPC Good Practice Task Force report. Value Health, 17：157-173, 2014

6) Deitelzweig S, et al：Comparison of major bleeding risk in patients with non-valvular atrial fibrillation receiving direct oral anticoagulants in the real-world setting: a network meta-analysis. Curr Med Res Opin, 34：487-498, 2018

7) 健康日本21（第二次）（https://www.mhlw.go.jp/stf/seisakunitsuite/bunya/kenkou_iryou/kenkou/kenkounippon21.html）, 厚生労働省

8)「Methods for the Economic Evaluation of Health Care Programmes, 4th edition」(Michael F. Drummond, et al）, Oxford University Press, 2015

9) 池田俊也, 他：日本語版EQ-5D-5Lにおけるスコアリング法の開発. 保険医療科学, 64：47-55, 2015

10) Disease burden and mortality estimates（http://www.who.int/healthinfo/global_burden_disease/estimates/en/index1.html）, WHO

Columns

オッズ比って何だろう

公衆衛生大学院の講義のなかで「オッズ比とは」何かを説明する課題を出された．一般的に，疫学の講義では，発生リスクが小さい場合（病気ありのaやcの数が合計に対して小さい場合）は，リスク比であるa/(a＋b)÷c/(c＋d)は，オッズ比であるa/b÷c/dとほぼ同じになるため近似できると習う．医薬品の有害事象など，まれにしか起こらないイベントリスクなら，何となくわかる気がする．

	病気あり	病気なし	合計
曝露あり	a	b	a＋b
曝露なし	c	d	c＋d

しかし，発症リスクが小さいとは，どこまで許容できるのか明確な答えはない．症例対照研究ではリスク比を計算できないので，オッズ比を信じるしかない．さらに，多変量解析の手法を用いて発生リスクを評価する場合は，リスク比よりもオッズ比を求めるほうが簡単である．病気の有無のように二値のアウトカムを推計するロジスティック回帰モデルを使えば，推計値は簡単にオッズ比に換算できる．一方，リスク比を推計するには，負の二項モデルやポアソン回帰モデルなど，少し高度な解析モデルを選択するしかない．そのため，病気の発生や死亡を評価する研究では，オッズ比を計算して，それをリスク比みたいに解釈して「死亡率は何倍になった」などと論文中に記載することが多い．個人的に，ロジスティック回帰モデルを使った結果はオッズ比なので，Odds Ratioとして論文に書いたらRisk Ratioに直せとレビュアーからいわれたこともある．いまだにオッズ比とは何かの明確な答えがないのは，私だけであろうか？ もし時間と興味があれば，オッズ比について書かれた総論があるので一読して自分なりの答えをみつけてほしい．(Norton EC, et al：Odds Ratios-Current Best Practice and Use. JAMA, 320：84-85, 2018)

4 費用と効果を 比べる

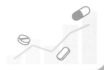

この項で学ぶこと

これまで学んできたように，病気の治療に使うお金（円）と治療効果として得られた延命（年）は測定単位が異なるので，直接比較するのは難しい．そのため経済評価では比を計算して，基準値と比較するのが一般的である．また，費用や効果は別々に測定することが多く，データをどのように組合わせるか，測定による誤差の問題はどう解決すべきかなど，経済評価に特有の問題も多い．本項では，費用効果分析，費用便益分析，モデル分析，割引と感度分析など，経済評価の結果を正しく理解するための，さまざまな手法について説明していく．

1. 費用効果分析

▶考え方

治療に必要なお金を「円」で，治療効果を生存期間として「年」で測定した場合，単位が異なるため単純に比較できない．このように単位が異なるものを比較する場合は，円（費用）を年（効果）で割って比を計算する．これを**費用効果比**（cost-effectiveness ratio：**CER**）という．複数の介入（プログラム）を比較する場合は，原点（費用0，

65

効果0）から，それぞれの費用と効果が交わる点を結び，その傾きが最も小さい場合，費用対効果のよい介入（プログラム）という（基礎編1参照）．また，ある介入（プログラム）に比べて，さらなる効果が期待できる介入（プログラム）がある場合，費用の差を効果の差で割って**増分費用効果比**（incremental cost-effectiveness ratio：**ICER**）を計算する．例えば，2つの薬剤（新薬Aと既存薬B）を比較する場合，まずはCERを計算する．費用効果比は，新薬Aは2,000万円/30年＝66.7万円/年，既存薬Bは500万円/10年＝50万円/年であり既存薬Bのほうが安いので，費用対効果がよいものと判断できる（図1）．しかし，より高価な新薬Aを選んだ場合，生存年数はさらに20年伸びる可能性がある．そのため，次のステップとして，「この20年を伸ばすための薬の価値は？」と考え直す．それが増分費用（1,500万円）を増分効果（20年）で割って計算するICERである．例では，生存期間を1年延長するのに75万円の追加費用が必要になると判断する．後は，別の判断基準と照らし合わせて，この75万円が高いのか安いのかを判断するだけである．

介入プログラム	効果（生存年数）	費用（円）	ICER（費用/生存年数）
既存薬B	10	500万円	－
新薬A	30	2,000万円	75万円

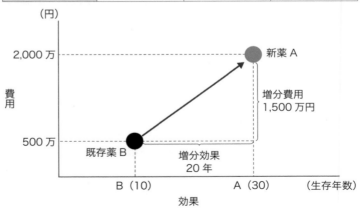

図1◆増分費用効果比（ICER）の考え方

　このとき，費用に関しては，治療に必要な費用と治療によって避けられる費用の両方を考慮して，本当に必要な金額だけを分子とする．分母に関しては，一般的に使われる臨床指標である治療によって救えた人数や救える期間を使う場合を**費用効果分析**，質を調整した生存年であるQALYを使う場合を**費用効用分析**とよぶ（図2）．

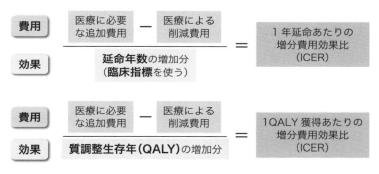

図2◆費用効果分析（上）と費用効用分析（下）

▶留意点

　費用対効果を検討する目的は，「費用の削減のため」と誤解されることが多い．これは，効果が同じ場合，費用だけを比較する**費用最小化分析**を誤って解釈していることが原因の1つと思われる．そもそも効果が同じだというのは，どういうことか？ 生物学的同等性試験の結果から，同じ効果が期待できるとして承認される**後発医薬品（ジェネリック医薬品）**であれば，効果が同じなので安いほうがよいという考え方はわかる．そのため国はできるだけ後発医薬品を使用しましょうと推奨している．一方，新薬の臨床試験などで，「有効性に差がなかった」場合，効果が同じといえるのか？ 一般的に，「有意差がつかない」というのと「効果が同じである」というのは全く別の意味である．期待していたほど大きな効果はなかった，確認するためにはサンプル数が少なかったなど，有意差がつかない場合（例えば，P値が5％より大きい場合）にはさまざまな理由があるので，同等と勝手に判断するの

は危険である．同じ意味で**非劣性試験**※により承認された医薬品について，同等と仮定して**費用最小化分析**を行うのも誤りである．

※　新薬の有効性が対照薬に比較して劣らないことを示すための臨床試験のこと．

2. 費用便益分析

▶考え方

便益とは，**経済効果**を金銭で評価することである（基礎編1参照）．例えば，新しい道路や建物など公共投資を計画するときや東京オリンピック，大阪万博を誘致するときの経済効果など，期待できる効果を金銭に置き換えて表現すると，いくらかければいくらリターンがあるのか，その意義が説明しやすくなる．通常は，交通量が増える，住民が増えると，それぞれいくらに換算できるといった基準が経験的に定められているので，その値を利用する．同様に，医療や健康問題に関しても，必要な費用に対して期待できる効果を便益で示すことは可能である．これを**費用便益分析**という．ある医療サービスを行って入院患者が減った場合，投入額と削減額の差を計算してリターンが多く認められれば，実施する価値があるといえる．

▶健康の価値

ただし，投入額と削減額の差だけの比較だけでよいのであろうか？医療費そのものが増加しても，住民が健康になれば，実施する意味があるのではないか．実際に発生する医療費を計算するだけでなく，**健康の価値**も考慮しなくてはいけない．単純に考えれば，健康の価値とは，ある介入を受けることで，今まで以上に長生きできるのであれば，そのために，いくらまで支払えるかを問うことである．しかし，実際にその価値を測るのは難しい．どのような生活を送っているか，収入はいくらか，家族はあるのかなど，さまざまな理由によって価値が変化する可能性がある．仮に，命の価値や健康改善を金銭単位で測定することができれば，その値を考慮したうえで，医療・健康介入を提供する費用との差や比を計算すればよい（図3）．なお，このような分析

は，社会の視点で実施し，医療費，交通費，生産性損失などすべての費用を含むことが望ましい[1]．

　実際の例として，ワクチン接種に関して，接種のための費用と感染が広がった場合の健康被害を比べて，国民に広く接種をよびかけたほうがよいと結論づけた報告もある[2] [3]．

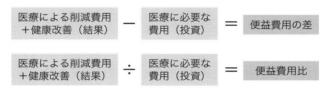

図3◆費用便益分析の考え方

3. モデル分析

　費用や効果に関する複数の情報を統合して分析するためには，費用対効果ではモデルを使った分析を行うことが多い．よく利用されるものとして判断樹モデルとマルコフモデルがある．いずれも臨床研究などから得られる情報から長期の予測を立てる，どんな情報をどのように組合わせるのか可視化ができるなどの利点が考えられる．

▶判断樹モデル

　判断樹モデルでは，最初に治療法の選択を行う（図4）．この選択を決定ノード（decision node）とよび（□）で示す．例では，新薬を選ぶか既存薬を選ぶかのどちらかを選択する．続いて，その結果として起こりうるイベント発生確率を考える．これを確率ノード（chance node）とよび（○）で示す．通常，臨床試験の結果として得られる発生率や死亡率のデータから発生確率pを計算して使う．例えば，従来の治療法では3割の患者が死亡するが，新しい医薬品では死亡率を1/3に減らせるなどと相対的な違いを利用することが多い．最後に，その選択肢を選んだ場合に起こりうる費用と効果をまとめる．これを結果

ノード（outcome node）とよび（◀）で示す．図4で新薬を選んだと
きは，その治療に必要な費用は合計60万円となり，従来の治療法に比
べて2割アップする．治療効果が認められ延命できた場合は20QALY獲
得できるが，死亡の場合は0QALYとなる．このような情報を用いると，新
薬を選んだときの期待値は，効果が20QALY×0.9 + 0QALY×0.1で
18QALY，費用は60万円×0.9 + 60万円×0.1で60万円になる．一方，既
存薬を選んだときの期待値は，効果が20QALY×0.7 + 0QALY×0.3で
14QALY，費用は50万円×0.9 + 50万円×0.1で50万円となる．それぞ
れ1QALY獲得するために必要な費用は新薬が3.3万円/QALY，既存薬が
3.6万円/QALYで新薬の方がより費用対効果がよいと判断される．

　このモデルでは，イベント発生確率が通常は1回しか設定できない．
あるシーズンにインフルエンザワクチンを接種した場合，感染するか
しないか，死亡するかしないかなど，限られた時間枠のなかで起こり
うる医学的問題に対する意思決定には有効だが，複雑な治療経過をた
どるためには，少し単純すぎる．

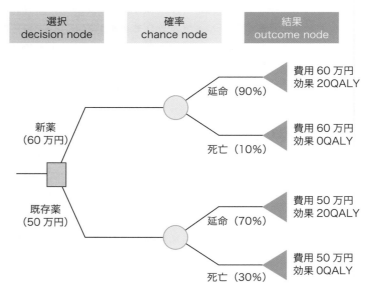

図4◆判断樹モデルの例

▶マルコフモデル

　一方，時間経過とともに変化する状態を扱うために使われるのが**マルコフモデル**である（図5）．これは，起こりうる**健康状態**を設定する．例では，健康，病気，死亡の3つの健康状態を呈する場合を考える．次に，それぞれの健康状態の**移行確率**を考える．この例では，1単位時間（例えば1年間）に病気が発生する確率を20%，病気の状態から死亡する確率を50%，健康状態から自然死する確率を10%とした場合を示す．それ以外の確率は同じ健康状態に留まることにする（病状変化なし）．このようなモデルを考えた場合，はじめに10,000人の患者集団から開始すると，2年目には病気2,000人，死亡1,000人，3年目には病気2,400人，死亡2,700人になると計算できる（表）．このまま計算を続けると30年後にはすべての人が死亡することになる．仮に，健康な状態の効用値を1，費用を0円，病気の状態の効用値を0.5，費用を1万円と仮定すると，30年間の累積効果は4万QALY，累積費用は133百万円となることから，1QALYあたりの費用は3,300円となる．これが病気の自然経過だとした場合，治療法によって移行確率をどの程度減らすことができるか，追加費用はいくらかかるかを考慮して，治療を行った場合の累積効果と累積費用を計算して差分を求めれば費用対効果が計算できる．マルコフモデルを作成する際は，臨床家と協議のうえ，実際の病気の経過，効用値（QOL値），費用などについてのデータを収集のうえ，分析を行うのが望ましい．

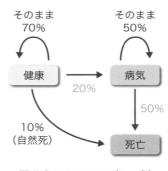

図5◆マルコフモデルの例

表◆図5の例ではじめが10,000人の場合

時間（年）	健康（人）	病気（人）	死亡（人）	効果（QALY）	費用（万円）
1	10,000	0	0	10,000	0
2	7,000	2,000	1,000	8,000	2,000
3	4,900	2,400	2,700	6,100	2,400
4	3,430	2,180	4,390	4,520	2,180
5	2,401	1,776	5,823	3,289	1,776
6	1,681	1,368	6,951	2,365	1,368
7	1,176	1,020	7,803	1,687	1,020
8	824	745	8,431	1,196	745
9	576	537	8,886	845	537
10	404	384	9,212	596	384
11	282	273	9,445	419	273
12	198	193	9,609	294	193
13	138	136	9,726	206	136
14	97	96	9,807	145	96
15	68	67	9,865	101	67
16	47	47	9,905	71	47
17	33	33	9,934	50	33
18	23	23	9,954	35	23
19	16	16	9,967	24	16
20	11	11	9,977	17	11
21	8	8	9,984	12	8
22	6	6	9,989	8	6
23	4	4	9,992	6	4
24	3	3	9,995	4	3
25	2	2	9,996	3	2
26	1	1	9,997	2	1
27	1	1	9,998	1	1
28	1	1	9,999	1	1
29	0	0	9,999	1	0
30	0	0	10,000	0	0

4. 感度分析

▶ データのバラツキ

　費用効果分析を行うとき，臨床試験，QOLや費用調査など，さまざまな研究結果をもち寄って，それを前述したようなモデルに入れると結果が出る．おおざっぱにいうと，このように素材をお鍋で料理するようなものだが，一つひとつの素材（データ）には，測定方法や組合わせによって，信頼性にバラツキがある．ときには，使えそうな測定結果が存在しないため，仮のデータを使うこともある．このようなデータを使って得られた結果は，費用／効果であらわされる点推定値だけでなく，ある程度バラツキも考慮して結果を示す必要がある．これを**不確実性**といい，費用対効果を検討する際には必ず確認しなくてはいけない．

▶ 一次元感度分析

　一番単純な方法は，あるデータを変化させた場合，結果がどの程度影響を受けるか（これを**感度**という）確認する．その1つとして，1つの値を変化させる手法を**一次元感度分析**という．例えば，ある新薬の副作用に関するデータが不足して，その値が治療効果にどう影響するか確認したいとする．そのとき，副作用発現率を変化させて，QALYの値がどう動くかグラフにプロットしてみる（図6）．副作用発現率を0.1〜1.0％と変えることで治療効果の値が30QALYから12QALYに大きく変化するとしたら，この副作用発現率は費用対効果を左右する重大な情報なので，より詳しく調査しなくてはいけない．同じように薬剤の有効性とQALYの関係性はどうか，薬剤費用や入院リスクと費用の関係はどうかなどを確認することができる．

▶ トルネード図

　ただ，すべてのデータを正確に把握する必要があるわけではない．そんなことをすれば費用対効果の悪い研究になる．副作用発現率のように結果に大きな影響があるものを探し出す手段として有用なのが，

トルネード図である（図7）．一次元感度分析を用いてそれぞれのデータをある範囲で変化させたときに，結果にどう影響があるのかを大きい順に並べて示すことで，正確な情報収集が必要な項目を選択するの

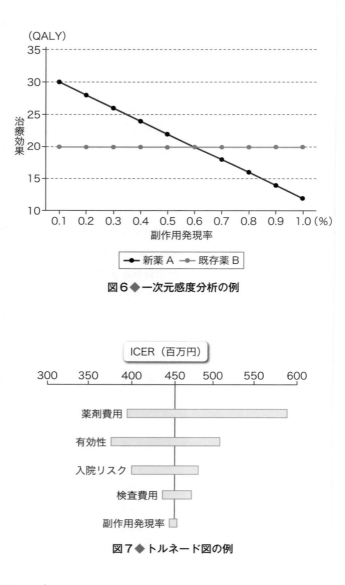

図6◆一次元感度分析の例

図7◆トルネード図の例

に役立つ．例では，薬剤費用が結果に対する影響度が最も大きく，副作用発現率はあまり大きくない．この場合，薬剤費用に関するデータをできるだけ正確に見積もる（情報収集する）ことで，より信頼性の高い結果を得ることができる．

▶ 確率的感度分析

　費用対効果評価では，治療効果や副作用発現率，治療費など，それぞれが全く関係ないと仮定して，さまざまな情報源から得たデータを組合わせて使っている．しかし，現実には，効果や費用などが互いに関連している可能性が高い（関連していると考えたほうが正しい）．感度分析では，1個のデータ，2個のデータ，n個のデータを同時に変更して影響をみる1～n次元の感度分析があるが，視覚的にも限界がある．そこで，すべてのデータを同時に変更したらどうなるかを確認する感度分析がある．それを，**確率的感度分析**という．効果は正規分布するので95％信頼区間を使うなど，データの特徴をあらかじめ定義してから，ランダムに値を選んでICERの計算をくり返すことで，推定値の散布図を書き，金額的に受け入れ可能な許容範囲を示す．例えば，ICERあたりの受け入れ可能金額が500万だとしたら，この散布図からその範囲内に結果が収まる可能性は42％程度になる（図8）．

　このように，ICERの結果は500万円以下だというように点推定値だけを報告するのではなく，バラツキを考慮して500万円以下になる確率は40％程度であると報告することが望ましい．

5. 割引

▶ 目先のもののほうが価値が高い

　あなたは今100万円もらうのと10年後に100万円もらうのと，どちらがうれしいだろうか？ 同じ100万円だからいつでもよいという人はあまりいなく，今の100万円を選ぶ人が多いのではないか．では50年後ならどうか？ 人は目先のことに価値をおいて，後から起こるかもしれないことは重要視しない傾向にある．大切だと思いながら将来のた

めに貯蓄するのが何となく嫌だ，というのは自然なことである．大学生に対し，時給1,000円でアルバイトするより，今は勉強してよい成績をとり就職すれば，もっと高い時給で働けるよと言っても，今遊ぶ

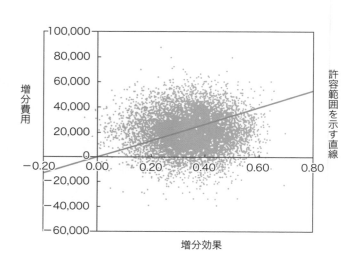

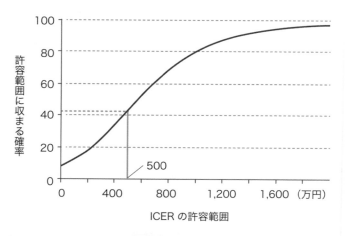

図8◆ICERの散布図と許容範囲曲線
上段の散布図においてICERの許容範囲を示す直線を0点を中心に左回りで回転させるとき，直線の下の部分のプロットが許容範囲に収まる確率が下段の縦軸である．ICERの値とその確率の関係を示すのが許容範囲曲線である．文献4と5をもとに作成．

お金がほしいと，聞く耳をもたない者が多い.

　実は，命の価値についても同じように考える人もいる. 余命わずかな病気の患者に，この治療法を行えば1年長く生きることができるという場合と，今日から心を入れ替えて健康な生活を送れば10年後にさらに1年長く生きることができるという場合を比べてみよう. 今の1年間と10年後の1年間の価値は同じであろうか？ おそらく，今すぐのほうがより価値が高いと感じるだろう. また，子どもに対する治療と高齢者に対する治療のどちらのほうが大事かと聞かれた場合，より長く生きる可能性のある子どものほうが期待できる延命期間は長い. でも数十年後の1年間の価値を少なく見積もることで，高齢者における1年間の相対価値が上がる.

▶割引による費用対効果の比較

　このように未来より今のほうが大事という考え方を**時間選好**とよぶ. そして，費用対効果を分析する際に，「金銭」だけでなく命の価値を決める「効果」に関しても，一定の割合を用いて補正することで**現在価値**を求めることができる. これを**割引**という. では，割引によって現在価値を求めるにはどうすればよいのか？ 例えば，今の100万円と10年後の100万円を比べる場合，その価値が毎年5％ずつ下がると仮定する. この5％のことを**割引率**という. このとき，100万円を1.05の10乗で割ることによって現在価値に換算できる. 実際に計算してみると，10年後の100万円は現在価値では62万円にしかならない（図9）.

　同様に毎年100万円かかる治療を10年間続けなくてはいけない場合，必要な治療費は1,000万円ではなく，100万円＋100万円/1.05＋

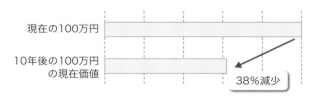

図9◆現在価値の計算例（100万円/1.05^{10}）

100万円/ $(1.05)^2$ ＋100万円/ $(1.05)^3$ ＋・・・＋100万円/ $(1.05)^9$
＝810万円になると計算できる（ただし，毎年，最初に費用が発生すると仮定した場合の計算法）．

　では，費用と効果の割引率はいくつに設定したらよいのか？ これは，正しい答えが存在しない．実際，各国が医療政策に使う分析で，異なった割引率を採用していたり，研究者によって異なる割引率を使ったりしているが，だいたい5％以内を目安にしている．また，費用と効果の割引率を変えている研究もある．日本で作成された医薬品や医療機器の**価格決定**に使う分析では，長い議論の末，費用も効果も年率2％で割り引くことで合意している．例えば，予防接種やがん検診など予防的介入は，今すぐに費用が発生するが，効果は未来にしか確認できないので，費用効果分析では割引の影響は大きい．このような場合，割引率を変化させて，結果にどう影響するか感度分析で確かめることは大切である．

確認問題

➡解答は p.123 へ

問 1 経済評価ではさまざまな三文字略語を使うことが多い．経済評価とは関係ないものはどれか？

① CER

② QOL

③ EBM

④ RMP

⑤ NMA

問2 経済評価では，複数のデータを組合わせることが多く，その不確実性への対策が大切である．データを変化させて影響を確認することを何というか？

    ① 影響調査
    ② 感度分析
    ③ 点推計法
    ④ 質的調査
    ⑤ 統計解析

引用文献

1）五十嵐 中，池田俊也：ワクチンの費用対効果評価における生産性損失の取り扱い．保健医療科学，66：41-46，2017

2）菅原民枝，他：水痘ワクチン定期接種化の費用対効果分析．感染症学雑誌，80：212-219，2006

3）菅原民枝，他：ムンプスワクチンの定期接種化の費用対効果分析．感染症学雑誌，81：555-561，2007

4）鎌江伊三夫：医薬経済学的手法による医療技術評価を考える＜6＞－データの不確実性をどう取り扱うか－．医薬品医療機器レギュラトリーサイエンス，44：47-53，2013

5）荒西利彦，池田俊也：医療経済評価における確率感度分析の手法とその利用状況の調査．薬剤疫学，19：91-99，2014

Columns

モデル分析の実際

　費用対効果のモデル分析を習得するには，まずは先行研究で使われた分析モデルと同じものがつくれるかを再現することからはじめる．つまり，論文に記載されている判断樹モデルやマルコフモデルをつくり，効果や費用のデータを入力した際に，同じ結果が得られるかを試す．このとき，本文中もしくは添付資料（Appendix）などに再現できるぐらい十分な情報が提供されている質の高い論文を選ぶことがコツである．そのうえで，その分析モデルを自らの医療実態に合わせて，費用や効果のデータを収集して分析に使うなどしながら改良していく．モデル作成は，最初はエクセルを使ったほうがよい．複雑なモデルもマクロなどをうまく使えば大抵のことはできる．エクセルだけでは不十分なのは，モデルを視覚的に確認できるように作図することや複数の入力データを一度に変化させる確率的感度分析などである．この場合，TreeAgeなどの専門ソフトウエアを使う（www.treeage.com）．このソフトウエアには残念なことに日本語の解説書は今のところないが，プログラムのなかに，自己学習ができるよう「チュートリアル」が充実している．また，モデル作成ならびにデータ入力が視覚的にできるのがよい．図は，薬物治療（Medicine）と手術（Surgery）を比較した場合の判断樹モデルを示している．さらに，エクセルでは限界であった確率的感度分析が簡単にでき，その結果を図で示してくれる．ダウンロードして2週間は無料で使えるので，興味がある方は試してみてはいかがか．

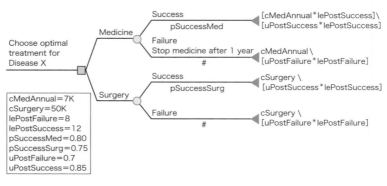

図◆TreeAgeを使った分析事例

実践編

1 感染症対策の経済評価について

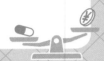

目的
▶ MRSA 感染症により増える医療費を学ぶ
▶ 抗菌薬適正使用プログラムにより削減できる費用を学ぶ

関連項目
▶ 基礎編 2-2. 医療費の推計について

考え方
▶ 医療機関の視点で行う分析では主に直接費のみに着目する
▶ 感染症によって増える入院日数や抗菌薬使用は直接費に分類される
▶ プログラム実施に必要な人件費や消耗品費も直接費になる
▶ 感染症対策の新規プログラムの費用対効果評価は直接費用比較が多い

▶不必要な抗菌薬使用の抑制

薬剤耐性が世界的問題となり，わが国でも 2016 年 4 月に対策**アクションプラン**が制定された[1]．それによると風邪などに対する投与など，不必要な抗菌薬の使用を抑え，2020 年までの 5 年間で抗菌薬使用量を半減させるという目標値が設定されている．このような具体的な削減目標を達成するためには，医療関係者だけでなく，患者自身の理解が不可欠となる．そのためアクションプランには，薬剤耐性菌によって入院患者の**増分医療費**（追加医療費）は年間 1,700 億円になる[2]，**抗菌薬適正使用プログラム**を導入すると抗菌薬の使用を含め総額 3 億円

が削減できる[3]など，専門家以外でも理解できるよう「お金」という「ものさし」を使って**疾病・経済負荷**を示している.

▶ MRSA感染症による増分医療費の推計

では，これらの金額はどのように推計されているのだろうか？ 最初の例は，基礎編2でも説明した疾病による増分医療費の推計事例である. この研究では，急性期病院1,133施設から入手したDPC[※1]データを用いて，抗**MRSA**[※2]薬（バンコマイシン，テイコプラニン，ダプトマイシン，リネゾリド，アミカシン）を4日以上使用した入院患者（MRSA症例群）と抗MRSA薬以外の一般抗菌薬を4日以上使用した入院患者（一般感染症群）について，それぞれ医療費，在院日数，死亡率を比較している（図1）. 抗MRSA薬を使うような薬剤耐性菌が発生せず，仮にMRSA感染でなく一般感染であった場合の疾病・経済負荷を計算すると，年間総計で1,700億円，MRSA感染1名あたり194万円の削減が可能だったと報告している. 抗菌薬によって治療を受けた入院患者のなかで，抗MRSA薬を使った場合と使わなかった場合の医療費の差分を計算することで，MRSA感染症による増分医療費を推計している.

※1 DPC（diagnosis procedure combination）とは，急性期入院医療における診断群分類にもとづく1日あたりの包括評価制度のこと.

※2 MRSA（methicillin resistant *Staphylococcus aureus*）とは，メチシリン耐性黄色ブドウ球菌のこと.

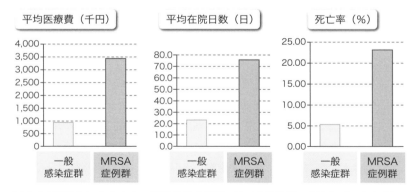

図1 ◆ MRSAによる疾病・経済負荷の推計（1,133施設のDPCデータから）
文献4をもとに作成.

われわれも，健康保険組合の**レセプトデータ**を用いて同様の解析を試みた．200床以上の病院を利用した入院患者を対象に，抗MRSA薬を使用したMRSA感染患者とそれ以外の抗菌薬を使った非MRSA感染患者に分けて，その入院日数と入院医療費を比較した．その結果，MRSA感染患者1人あたり入院日数は6.7日間，医療費は約68.2万円増加すると推計された（図2）．その理由としては，検査や処置など入院に関連する費用も増加していたが，最も影響が大きかったのは薬剤費の増加であった．

医療費	n	診断月費用（中央値）	（25％値〜75％値）
MRSA感染患者	219	1,347,311円	（819,236〜2,391,595円）
非MRSA感染患者	1,233	665,511円	（433,536〜1,146,289円）

増分費用　＝　1,347,311　−　665,511　＝　681,800円

入院期間	n	入院日数（平均値）	標準偏差
MRSA感染患者	219	24.0日	7.4日
非MRSA感染患者	1,233	17.3日	8.5日

増分入院日数　＝　24.0　−　17.3　＝　6.7日

図2◆MRSAによる疾病・経済負荷の推計（レセプトデータから）

▶抗菌薬適正使用プログラムの効果検証

　次は，大学病院で新たに導入した**抗菌薬適正使用プログラム**の効果を検証するために，削減できる費用を推計した事例である．このプログラムでは感染対策チームが注射用抗菌薬の処方監査を行い，最適な抗菌薬選択や用法・用量について，処方医にフィードバックすることで，病院全体での抗菌薬使用を減らすことができた[3) 5)]．また，その医療経済効果として，平均入院期間の短縮と年間医療費の削減につながったと報告している（表1）．この分析は，医療記録をもとに感染症患者が実際に使った薬剤使用量，入院期間，その他の費用を積み上げて計算する方法を使っている．

表1 ◆ 抗菌薬適正使用プログラムの医療経済効果

	介入前 (2008.8 ～ 2009.7)	介入直後 (2009.8 ～ 2010.7)	介入後 (2010.8 ～ 2011.7)
入院患者数	6,251人	6,348人	6,507人
抗菌薬使用量 (DDD/1,000patient-days)	210.3	209.3	192.6
MRSA検出件数	172/361 (47.6 %)	152/370 (41.1 %)	151/382 (39.5 %)
平均入院期間	20.4日	19.3日	17.5日
抗菌薬費用 (1人あたり)	2.5万円	2.4万円	2.2万円
予想年間削減金額 (合計)	―	1.5億円	3.0億円

文献3と5をもとに作成.

▶ プログラム費用を考慮した費用効果分析

　　さらに追加的検討として，**感染制御活動**に必要な手袋，エプロン，消毒用アルコールなどの消耗品について，実際の使用量とその単価を掛け合わせた経費を計算し，MRSA感染症による追加的入院費との比較も行っている（図3）[6]．これは，感染制御活動プログラムの実施に必要な投入額（消耗品）とプログラムによって回避できる削減額（入院費）を比較する**費用比較分析**である．これによると，消耗品を使う，つまり感染制御活動をきちんと行うことで，MRSA感染を予防し，それによる追加入院費が年々減少していることが示されている．病院の立場では，総医療費が必ずしも減っていないことが気になるかもしれないが，患者の立場に立てば，MRSA感染による入院日数延長や死亡リスクを避けることができる．このように，メリットも多いので，その分を効果として考えれば，費用対効果に優れる対策といえるのではないだろうか．

　　なお，この研究には感染制御活動を行うための人件費が必要経費として考慮されていない．一方，300床規模の一般病院で行われた研究では，**感染対策チーム**のメンバーとして医師2名，薬剤師2名，看護師4名，臨床検査技師1名がかかわった場合の人件費と消耗品経費の両方を考慮し，患者1,000人あたりの年間費用を計算している[7]．また，その期間内の効果として，MRSA患者数を入院患者数で割って

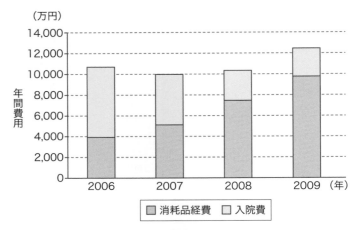

図3◆MRSA対策にかかる消耗品経費と入院費の比較
文献6をもとに作成.

表2◆MRSA対策の費用効果分析

実施年度	費用 （患者1,000人あたり）		効果 （MRSA発症率）	追加費用（a） （対前年）	追加効果（b） （対前年）	費用対効果 （a/b）
2013年	消耗品経費	96,098円	2.26/1,000患者	—	—	—
	人件費	3,884円				
	合計	99,982円				
2014年	消耗品経費	112,391円	2.14/1,000患者	19,701円	0.12 /1,000患者	1,000患者 あたり 164,175円
	人件費	7,292円				
	合計	119,683円				
2015年	消耗品経費	123,833円	1.83/1,000患者	17,977円	0.31 /1,000患者	1,000患者 あたり 57,990円
	人件費	13,827円				
	合計	137,660円				

文献7をもとに作成.

MRSA感染の発症率を計算している．前年と比較した追加費用と追加
効果の比を計算することで費用効果比を求め，2014年よりも2015年
のほうが費用対効果がよい，つまりMRSA発症率を抑えるために必要
な追加費用が年々減少していると結論づけている（表2）．これは，そ
れぞれ前年の費用と効果を比較対照とした，費用効果分析の一例になっ
ている．

引用文献

1）「薬剤耐性（AMR）アクションプラン2016-2020」（https://www.mhlw.go.jp/file/06-Seisakujouhou-10900000-Kenkoukyoku/0000120769.pdf），厚生労働省，2016

2）「薬剤耐性菌の蔓延に関する健康及び経済学的リスク評価に関する研究 平成28年度 総括研究報告書」（研究代表者：今中雄一），新興・再興感染症及び予防接種政策推進研究事業，2016

3）丹羽 隆：抗菌薬適正使用推進プログラム（Antimicrobial Stewardship）の完全実施体制の確立とアウトカム評価. 医療薬学，39：125-133，2013

4）Uematsu H, et al：The economic burden of methicillin-resistant Staphylococcus aureus in community-onset pneumonia inpatients. Am J Infect Control, 44：1628-1633, 2016

5）Niwa T, et al：Outcome measurement of extensive implementation of antimicrobial stewardship in patients receiving intravenous antibiotics in a Japanese university hospital. Int J Clin Pract, 66：999-1008, 2012

6）鈴木智之，他：当院におけるMRSA感染制御活動の経済的評価に関する検討．日本環境感染学会誌，30：91-96，2015

7）Seko T, et al：Economic evaluation of infection control activities. J Hosp Infect, 96：371-376, 2017

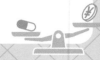

実践編

2 抗凝固薬の 適正使用について

目的

▶ 抗凝固薬の適正使用に関する経済評価を学ぶ

▶ 抗凝固薬マネジメントに薬剤師が積極的に関与するメリットを説明できるようになる

関連項目

▶ 基礎編4 費用と効果を比べる

考え方

▶ 医療に必要な費用（投入）と医療による削減費用（結果）を比べる

▶ 医薬品（物）だけでなく，医療提供者の関与（人）も同じように分析する

▶ もし追加費用が必要なら，追加で得られる効果で割って増分費用効果比を計算する

▶ さらに不確実性の影響を確認するために感度分析を行う

▶心房細動とワルファリン治療

　非弁膜症性心房細動に対する薬物治療には，**血栓塞栓症**と**出血性合併症**のリスクを考慮しながら適切な抗凝固薬を選択する必要がある．2011年に新しい**抗凝固薬（DOAC**[※1]**）** が発売されてからは薬物治療の選択肢が増えたが，高齢者や腎障害患者などでは**ワルファリン**による治療が従来どおりに行われている．ワルファリンによる治療効果は個人差が大きく，食事や飲酒などの影響でも変化する．投与量が少な

すぎる場合は血栓塞栓症のリスクが高まるし，多すぎる場合は出血性合併症のリスクが高まる．そのため，凝固能検査である**PT-INR**[2]値を測定しながら投与量の調整が必要になる．また，PT-INR値が適正範囲内に収まっている時間である**TTR**[3]を測定することによって抗凝固療法が適切に行われているかを評価できる．国際的なガイドラインではTTRが60％以上であることが推奨されている．

　※1　DOAC（direct oral anti coagulants）は直接経口抗凝固剤のこと．

　※2　PT-INR（prothrombin time international normalized ratio）はプロトロンビン時間国際標準比のこと．

　※3　TTR（time in therapeutic range）は至適範囲内時間のこと．

　これらのことを踏まえて，ワルファリン治療を適切に行うためには，患者が医療機関を受診し，血液検査を受け，その結果をもとに投与量の調整を行うなど適切な抗凝固療法マネジメントが大切である．日本とは医療制度や保険制度などの異なる多くの国では，医師へのアクセス制限やコストの観点から，薬剤師など他の医療提供者を活用したワルファリンの適正使用が検討されている．従来の医師によるワルファリン治療に比べ，血液検査や投与量調整を医師の監督下で薬剤師が行う場合の治療効果，安全性，費用対効果に関する研究が数多く報告されているので，それをまとめて医療サービス介入をどのように評価するのかを論じてみたい．

▶ニュージーランドにおける研究

　まず，ニュージーランドで行われた研究で，かかりつけ医から紹介された地域薬局の薬剤師がワルファリン治療を行うプロジェクト（community pharmacist-led anticoagulation management service：**CPAMS**）を紹介する[1]．この研究では，合計693名の患者が15の薬局にてPT-INR値を測定，投与量を調整するプログラムに参加した．PT-INR値が適正範囲内に収まる時間TTRで治療の質を評価した結果，半年後には，TTRが60％以上の割合が89.1％から91.4％に改善がみられ，出血や入院など有害事象には変化がなかった．また，費用比較分析が行われ，この薬剤師による新規サービスにかかる費用を，

医師による従来治療と比較した結果が示されている（表1）．いずれも PT-INR 値測定や診断にかかる費用はほとんど同じであったが，人件費（特に医師費用）が大きく異なるため，費用削減につながることが示唆された．さらに，ワルファリンの適正使用が可能となり血栓塞栓性イベント（脳卒中や一過性脳虚血発作）や出血性イベント（脳内出血や胃内出血）のリスクが減れば，それにかかる治療費（50～100万円）を抑制できる．そのため，仮にワルファリン治療を受ける患者（46,000名）の約半数がCPAMSに移行した場合，ニュージーランドでは5年間で82億円の医療費削減効果が期待できるとされた．新規プログラムの導入には先行投資としてお金がかかるが，財政への影響（これを**バジェットインパクト**という）を示すことで，社会的に受け入れやすくなる．

表1◆ニュージーランドにおけるワルファリン治療の費用比較

	医師による従来治療	薬剤師による新規サービス
検査費用	700円	550円
オンライン診断サポート		50円
人件費	3,300円	2,200円
医師の人件費	2,200円	200円
看護師の人件費	1,100円	150円
薬剤師の人件費		1,850円
合計費用（患者来院ごと）	4,000円	2,800円
合計費用（患者年間）	96,500円	67,300円

文献1をもとに作成．

▶タイにおける研究

実は，このような薬剤師によるワルファリン治療に対する積極的関与は，さまざまな国で検討されており，同じような費用対効果に関する研究報告も多い．例えば，**タイ**で行われたプロジェクト（pharmacist-participated warfarin therapy management：**PWTM**）では，薬剤師が中心となってワルファリン投与量の調整，服用状況の確認，患者・医療提供者の教育を行うことで，血栓塞栓症と出血性合併症のリ

スクを減らすことを目標にしている[2].　この研究では，ワルファリン治療に関係した6つのステージを考慮した**マルコフモデル**（図1）をつくり，仮想コホートとして45歳の患者1,000名がワルファリン治療を受けた場合，3カ月ごとにどのような変化が起こるかについてタイの先行研究や病院データベースから得られた情報をもとに設定した（これを**移行確率**という）．介入群は，薬剤師による新規サービスとして，医師による従来のサービスと比較した．

　分析は医療システムの視点（直接費用のみ）と社会の視点（生産性費用も考慮）で行い，プログラム費用（実施に必要な費用と削減できる費用の合計）とプログラムによって得られる健康状態（**QALY**で測定）を計算した（表2）．社会の視点で分析した場合，薬剤師による新規サービスは従来サービスに比べると追加費用92,491 THB（32.3万円）が必要となるが，QALYが38.7から39.5と0.8増加することが期待できることから，QALYを1単位追加で獲得するために必要な費用は116,468 THB（40.6万円）であることが示された．医療システムの

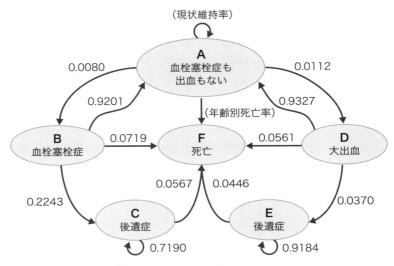

図1 ◆ 6つのステージをもつマルコフモデル
図中の数字は3カ月の移行確率．
図，移行確率ともに文献2より引用．

表2◆タイにおけるワルファリン治療の費用効用分析

	費用	費用差	QALY	QALY差	ICER
医療システムの視点					
従来治療	56,017 THB (19.5万円)	―	38.7	―	―
PWTM	148,804 THB (51.9万円)	92,788 THB (32.4万円)	39.5	0.8	116,842 THB/QALY
社会の視点					
従来治療	73,581 THB (25.7万円)	―	38.7	―	―
PWTM	166,072 THB (57.9万円)	92,491 THB (32.3万円)	39.5	0.8	116,468 THB/QALY

文献2より引用.

視点でもほぼ同様の結果であった．経済評価の評価基準値としてタイでの**支払い意思額**（450,000 THB，GDPの3倍）と比較した場合，このプログラムは費用対効果に優れるものと評価された.

　さらに，費用効用分析の結果がどの程度正しいか，不確実性の影響を確認するために，2種類の**感度分析**を実施している．1つめは入力するデータを1つずつ変化させて，その影響を確認する一次元感度分析である．図2にはその結果を**トルネード図**にまとめてある．例えば，最も費用効用分析の結果に影響を与える要因としては割引率（一番上）であることがわかり，割引率を基準値である3％から0％に減らすと費用対効果はよくなり（85,603 THB/QALY），6％に増やすと費用対効果が悪くなる（154,612 THB/QALY）ことが示された．ただし，いずれも基準値を超えることはなかった．また，複数の入力データを同時に変化させる**確率的感度分析**も行っている（図3）．入力データのばらつきを考慮しても，ICERが基準値450,000 THB/QALYを下回る確率は66％と良好かつ強固な結果となった.

▶シンガポールにおける研究

　シンガポールでも同様に，医師による従来治療に比べた薬剤師外来の費用対効果を検討した結果が報告されている[3]．この研究では，TTRの達成割合を70％に目標設定した場合と，それ以下の場合に分けて，

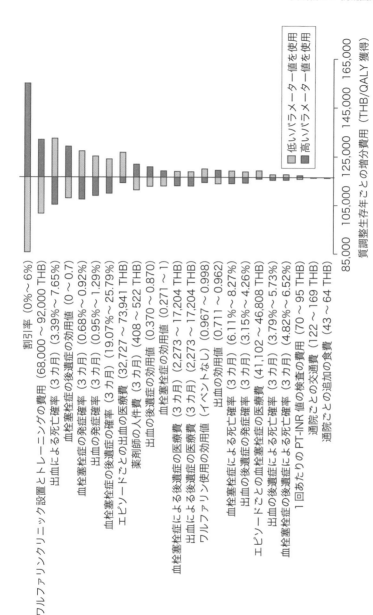

図2◆タイにおけるワルファリン治療の費用効用分析（一次元感度分析の結果）（トルネード図）
文献2より引用.

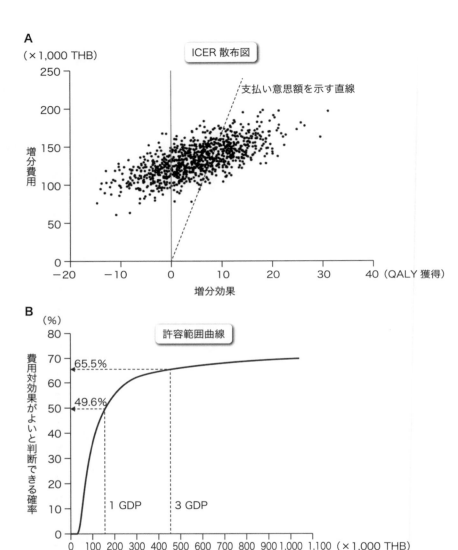

図3◆ タイにおけるワルファリン治療の確率的感度分析の結果
支払い意思額を示す直線を原点を基準に変化させたときに（**A**），ICERの散布図が直線よりも下に含まれる
確率を許容範囲曲線として示す（**B**）．基礎編4参照のこと．文献2より引用．

表3◆シンガポールにおけるワルファリン治療の費用効用分析（TTR 70％以上を目標にした場合）

	費用	費用差	QALY	QALY差	ICER
医療提供者の視点					
薬剤師外来	4,111.03 SGD（33.3万円）	− 1,269.17 SGD（− 10.2万円）	8.31	0.13	ドミナント
従来治療	5,380.20 SGD（43.5万円）	—	8.18	—	—
患者の視点					
薬剤師外来	3,688.59 SGD（29.9万円）	− 1,008.16 SGD（− 8.1万円）	8.31	0.13	ドミナント
従来治療	4,696.75 SGD（38.0万円）	—	8.18	—	—

　30日周期で30年間の費用対効果を検討するマルコフモデルを構築し，シンガポール特有の年齢調整死亡率や病院費用データを用いた分析を行っている．医療提供者と患者の視点から行った分析について，費用とQALYのデータを表3にまとめた．いずれの視点でも医師による従来治療に比べ，薬剤師外来のほうが費用も安く，治療効果（QALY）が高いという結果になり，**ドミナント（優位）**なプログラムだと判断された．同様にシンガポールの2013年のGDPを参考に費用対効果の基準値を69,050 SGD/QALY（560万円）として感度分析を行うと，この基準値を下回る可能性は81％であった．

▶米国における研究

　米国では，経口抗凝固薬の臨床試験（stroke prevention using oral thrombin inhibitor in atrial fibrillation：**SPORTIF**）の結果を参考にして，大学病院外来クリニックでの薬剤師の関与を検討している[4]．70歳の高齢患者を対象にしたマルコフモデルを使って30日ごとのサイクルで10年間分析した結果，医師による従来治療では費用は10,746 USD（118万円）で6.559 QALY獲得，薬剤師外来では費用は8,661 USD（95万円）で6.617 QALY獲得と推計された．すなわち，追加効果は0.057 QALYに対して，2,100 USD（23万円）の費用削減が可能となるため薬剤師外来は効果が高く，費用も安い，ドミナント（優

位）なプログラムだと評価された．また，不確実性を考慮するため
PT-INRモニタリングの測定費用や人件費，また血栓塞栓や出血イベ
ントのリスクや費用などの入力データを変化させた**感度分析**を行い，
米国の費用対効果の基準値である5万USDを下回る可能性は91％と
なった．

　このように**外来ワルファリン治療**における**薬剤師の積極的関与**は，
治療の質，アクセス，費用のすべてを好ましい形で両立させる手法と
して，さまざまな国で検討され，エビデンスにもとづいて医療制度や
医療保険のなかで実用化されてきている．超高齢社会を迎え，ワルファ
リンによる適切な治療を必要とする高齢者が増え続けるわが国では，
このような費用対効果のエビデンスにもとづく医療サービスのあり方
が参考になると思われる．最近，薬剤師によるワルファリン外来を開
設し，その効果を確かめる検討結果が報告された[5]．今後は，費用対
効果も含めてエビデンスが積み重ねられ，医療提供のあり方が変化し
ていくものと思われる．

引用文献

1 ）Shaw J, et al：Chapter 7 - Evaluation of the Community Pharmacist-led Anticoagulation Manage-
　ment Service（CPAMS）Pilot Program in New Zealand.「Economic Evaluation of Pharmacy Ser-
　vices」（Babar ZUD, ed）, pp159-181, Academic Press, 2016

2 ）Saokaew S, et al：Cost-effectiveness of pharmacist-participated warfarin therapy management in
　Thailand. Thromb Res, 132：437-443, 2013

3 ）Chua WB, et al：Modelling the cost-effectiveness of pharmacist-managed anticoagulation service
　for older adults with atrial fibrillation in Singapore. Int J Clin Pharm, 38：1230-1240, 2016

4 ）Sullivan PW, et al：The cost effectiveness of anticoagulation management services for patients with
　atrial fibrillation and at high risk of stroke in the US. Pharmacoeconomics, 24：1021-1033, 2006

5 ）Ohgushi A, et al：A Retrospective Evaluation of the Impact of Multi-disciplinary Approach for
　Improving the Quality of Anticoagulation Therapy in Ambulatory Patients with Non-valvular Atrial
　Fibrillation Receiving Warfarin. Yakugaku Zasshi, 139：1177-1183, 2019

3 糖尿病治療の長期予後について

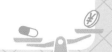

目的
- ▶ 糖尿病合併症リスクのモデル分析を学ぶ
- ▶ 診療報酬請求（レセプト）を使った費用推計を学ぶ

関連項目
- ▶ 基礎編 2-2. 医療費の推計について
- ▶ 基礎編 4-3. モデル分析

考え方
- ▶ 仮想集団を用いて糖尿病関連の合併症が起こる確率を計算する
- ▶ 各合併症のQOLや費用データから糖尿病の総費用と質調整生存年（QALY）を推計する
- ▶ モデル分析によって複数の情報を統合する，長期予測を行う
- ▶ 経口糖尿病薬の長期予後を考慮した費用対効果を評価する

▶わが国における糖尿病

厚生労働省が発表した**統計資料**によると，平成28年（2016年）における糖尿病による死亡者数は1万3,480人[1]，医療費は1兆2,132億円[2] であった．また，糖尿病が強く疑われる者（糖尿病有病者），糖尿病の可能性を否定できない者（糖尿病予備群）の数はいずれも約1,000万人[3] と推計されている．特に，生活習慣病である2型糖尿病は，年々その患者数が増加していることに加え，治療薬としてスルホニル尿素薬，ビグアナイド薬，チアゾリジン薬，α-グルコシダーゼ

阻害薬，GLP-1受容体作動薬，DPP-4阻害薬，SGLT2阻害薬など，新薬も含め数多くの選択肢があるため，それらの使用が医療費を押し上げる一因となっている．糖尿病治療の基本は，食事療法や運動療法を行うことである．それでも血糖コントロール不良が生じる場合に薬物療法を行うことが望ましく，早期発見，早期対策によって病気の進行，特に合併症を起こさないことが重要である．

▶経口血糖降下薬の費用対効果

　糖尿病の疾病対策としてスクリーニング，生活習慣改善，薬物治療など，長期予後を考慮しながら，医療経済的な観点から数多くの研究が行われている．例えば，薬物治療に関しては，ビグアナイド薬であるメトホルミンとチアゾリジン薬であるピオグリタゾンの費用対効果を比較した論文がある[4][5]．この研究では，**モンテカルロシミュレーション**[※1]とよばれる手法を用いた**モデル分析**を行った（図）．1万人の仮想集団から1人ずつ選び，年齢，性別，検査値，生活習慣などの情報から，8つの合併症（心筋梗塞，それ以外の虚血性心疾患，うっ血性心不全，脳卒中，四肢切断，失明，腎不全，透析）が発生する確率を計算し，それにもとづく医療費，効用値（QOL値），死亡率を推計した．その結果，生涯にわたる総医療費の平均値は，メトホルミン群で男性244万円，女性263万円，ピオグリタゾン群で男性318万円，女性349万円であった．同様に，期待される質調整生存年（QALY）はそれぞれ，メトホルミン群で12.12369，14.05670，ピオグリタゾン群で12.12369，14.05651であり，男女とも効果はほぼ同じだが，メトホルミン群のほうが費用が安い，つまり，費用対効果が優れる結果となった（表1）．

　※1　モンテカルロシミュレーション：コンピュータを使った実験のことで，ある集団から無作為に対象者を選び，その結果をくり返し計算することで，実際に起こると思われる結果の値とそのバラツキを確率的に求める手法のこと．

　この費用対効果の評価では，合併症の発現確率や患者効用値に関するデータは，主にイギリスで行われた疫学研究を参考にしている．一方，医療費データに関しては，日本での調査研究や統計資料を参考に

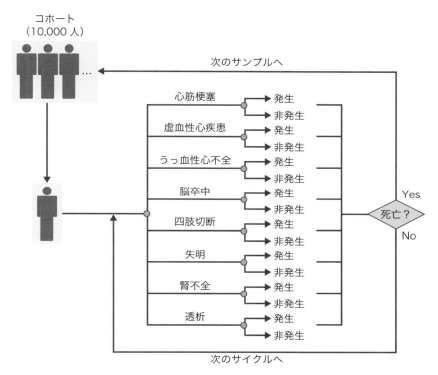

図◆モンテカルロシミュレーションによる糖尿病合併症リスク推計
この例では，1万人の患者集団から患者1名を選び，心筋梗塞を起こす確率xx%，失明する確率yy%など，あらかじめ先行研究などを参考に決めた確率に応じて，その患者が糖尿病合併症を起こすかどうか，死亡するかどうかを予測する．それを数多くくり返すことで，各糖尿病合併症を起こす確率や死亡する確率を計算する．文献4より引用．

表1◆経口血糖降下薬の費用対効果の推計結果

		メトホルミン群	ピオグリタゾン群	差
総医療費（円）	男性	244万円	318万円	74万円
	女性	263万円	349万円	86万円
質調整生存年（QALY）	男性	12.12369	12.12369	0
	女性	14.05670	14.05651	− 0.00019

文献4をもとに作成．

している．これは，治療効果や長期予後などの臨床データについては，国際間で大きな違いはないが，医療制度に大きく影響を受ける医療費については，その国独自のデータを使う必要があるからである．

▶レセプトデータを使った費用推計

　前述のような費用データは，患者個人の治療経過や予後にかかわらず，平均値など要約されたものが多い．そのため，近年は**診療報酬請求（レセプト）**データを使った費用推計が行われるようになってきている．例えば，糖尿病ならびにその合併症に関しては，健康保険組合のデータベースを使った費用推計がある[6]．この研究では，2型糖尿病の診断名（**ICD-10コード**[※2]：E10-E14）ならびに治療薬（**ATCコード**[※3]：A10C1-A10X9）に関するデータを使って対象患者を選び，患者1人あたりの月額費用であるPPPM（per-patient-per-month）を計算している．この研究によって，糖尿病の治療にかかる費用は月平均2万円程度であるが，合併症として網膜症を併発すると20万円，腎症による透析で40万円，虚血性心疾患で手術が必要になると130万円以上の治療費がかかることが明らかになった（表2）．

> ※2　ICD-10コード：ICDとはWHOが開発した疾病，傷害および死因の統計分類のことであり，現在は10回目の改訂版が使われている．国際的に共通のコードを使うことで，異なる国や異なる時点での死亡や疾病について記録，分析，解釈や比較ができる．
>
> ※3　ATCコード：WHOが開発した解剖治療化学分類法（Anatomical Therapeutic Chemical Classification System）のこと．医薬品を薬効，作用部位，化学的特徴によって，系統的にコード化している．各国で独自に定められている医療用医薬品コードとは異なり，使用量や価格を考慮しながら，国際的に比較するために役立つ．

　このような長期予後による合併症リスクならびにその治療費に関する情報をうまく使うと，**疾病予防対策**の費用対効果に関する検討も可能になる．一例として，薬局の検体測定室で行うHbA1c検査が，糖尿病の早期発見・治療につながり，総医療費の削減（1人あたり5万円）とQALYの延長（0.0203質調整生存年）が得られるなどの**医療経済的メリット**が明らかになっている[7]．

表2◆糖尿病ならびに合併症の医療費

対象について	診断名 (疑い病名除く)	診断名(疑い病名除く) +糖尿病治療薬
対象患者数	71,945人	25,880人
追跡期間 (うち糖尿病治療期間)	51.4カ月間 (13.8カ月間)	49.4カ月間 (19.2カ月間)
糖尿病のみ	2.2万円	2.3万円
糖尿病+網膜症(手術有)	21.4万円	22.4万円
糖尿病+腎症(透析有)	38.4万円	37.8万円
糖尿病+神経障害(手術有)	47.8万円	47.5万円
糖尿病+虚血性心疾患(手術有)	141.4万円	136.7万円
糖尿病+脳血管疾患(入院有)	28.7万円	29.9万円

患者1人，1月あたりの費用．文献6をもとに作成．

引用文献

1）平成28年（2016）人口動態統計（確定数）の概況（https://www.mhlw.go.jp/toukei/saikin/hw/jinkou/kakutei16/index.html），厚生労働省，2017

2）平成28年度 国民医療費の概況（https://www.mhlw.go.jp/toukei/saikin/hw/k-iryohi/16/index.html），厚生労働省，2018

3）平成28年 国民健康・栄養調査結果の概要（https://www.mhlw.go.jp/file/04-Houdouhappyou-10904750-Kenkoukyoku-Gantaisakukenkouzoushinka/kekkagaiyou_7.pdf），厚生労働省，2017

4）池田俊也，小林 慎：2型糖尿病患者に対するスルホニル尿素薬+メトホルミン併用療法とスルホニル尿素薬+ピオグリタゾン併用療法の費用対効果分析．糖尿病，53：469-75，2010

5）北里博仁，他：診療報酬明細書（レセプト）データベースから2型糖尿病合併症および大血管症の病期進展と医療費の関係を明らかにするための患者情報を抽出する方法の検討．日本糖尿病情報学会論文誌（肥満と糖尿病 別冊9），9：48-64，2010

6）Fukuda H, et al：The Effects of Diagnostic Definitions in Claims Data on Healthcare Cost Estimates: Evidence from a Large-Scale Panel Data Analysis of Diabetes Care in Japan. Pharmacoeconomics, 34：1005-1014, 2016

7）Shono A, et al：Cost-effectiveness of a New Opportunistic Screening Strategy for Walk-in Fingertip HbA1c Testing at Community Pharmacies in Japan. Diabetes Care, 41：1218-1226, 2018

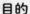

4 膵がん化学療法について

目的

▶ 膵がん化学療法の有効性と安全性データのネットワークメタアナリシスを学ぶ

▶ モデル分析によって複数のデータを統合して費用対効果を求めるやり方を学ぶ

関連項目

▶ 基礎編3 薬物治療の効果とは

▶ 基礎編4-3. モデル分析

考え方

▶ がん化学療法の生存期間や副作用発現頻度に関する情報を先行研究から得る

▶ 臨床試験の生存曲線の情報をうまく使うことで分析モデルを構築する

▶ 比較試験結果が限られていても，ネットワークメタアナリシスなどの手法も利用できる

▶ モデル分析の結果は，実臨床データから妥当性を評価することが望ましい

▶ わが国における膵がん

　　膵がんは高齢者ならびに男性に多く，進行が早いために早期発見，治療が難しい悪性度の高い疾患である．5年生存率は，手術不能もしくは再発の場合，病期Ⅲで6.1%，病期Ⅳで1.4%とされている[1]．切

除不能の局所進行膵がんに対する治療方法は，原則として抗がん剤による化学療法が中心となる．「**膵癌診療ガイドライン（2019年版）**」[2]では，一次化学療法として，ゲムシタビン単剤療法，S-1単剤療法，FOLFIRINOX（フォルフィリノックス）療法：レボホリナート＋フルオロウラシル＋オキサリプラチン＋イリノテカン，ゲムシタビン＋ナブパクリタキセル併用療法の4種類が推奨されている．

▶ 進行膵がんに対する化学療法の間接比較

海外でも同様に，進行膵がんに対する化学療法として，ゲムシタビンを中心に単剤療法もしくは他剤との併用療法が臨床的に行われている．どの薬剤選択（もしくは組合わせ）が最も費用対効果が優れているかを評価するためには，それぞれの化学療法を直接比較した**ランダム化比較試験**[※1]や類似した複数の試験結果を統合した**メタアナリシス**[※2]の結果を用いることが望ましい．しかし，膵がんに関しては，化学療法の組合わせが多岐にわたり，かつ試験数ならびに症例数自体も少ないという限界があった．その解決方法の1つとして，近年開発された手法が**ネットワークメタアナリシス**である．海外で行われた先行研究では，進行膵がんに対する化学療法について，**システマティック・レビュー**を行い23試験，19の化学療法（ゲムシタビン：Gemを中心とした組合わせ）についての論文から**生存期間**（overall survival：**OS**），**無増悪生存期間**（progression free survival：**PFS**），グレード3か4の副作用発現について評価した（図1）．

※1　ランダム化比較試験（randomized controlled trial）：患者背景の偏りを減らすために，無作為に（サイコロなどを使って）治療法と比較対照法のいずれかを決め，それによって治療効果を客観的に評価する方法．

※2　メタアナリシス：ランダム化比較試験などで得られた複数の研究成績をまとめて解析した結果．システマティック・レビューのように，きちんと定まった方法で集められた論文をまとめることで，より信頼性の高い結果が得られる．

間接比較の結果，FOLFIRINOX療法は他の化学療法に比べてOSならびにPFSが延長することが示された（表1）．例えば，ゲムシタビン単剤療法に比べるとOSは4.22カ月，PFSは3.73カ月と有意に延長することが示された．一方，安全性に関しては，ゲムシタビン単剤療法

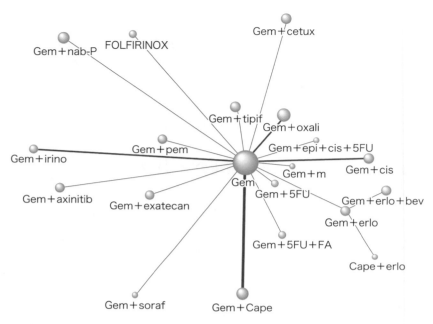

図1 ◆ ゲムシタビンを中心にしたネットワークメタアナリシス

ゲムシタビンを中心とした臨床試験の組合わせ. ●の大きさは患者数, ——の太さは試験数を示す.
Gem：ゲムシタビン, nab-P：ナブパクリタキセル, cetux：セツキシマブ, irino：イリノテカン, pem：ペメトレキセド, tipif：チピファルニブ, oxali：オキサリプラチン, axinitib：アキシチニブ, exatecan：エキサテカン, 5FU：フルオロウラシル, erlo：エルロチニブ, bev：ベバシズマブ, FA：フォリン酸, Cape：カペシタビン, soraf：ソラフェニブ, cis：シスプラチン, epi：エピルビシン, m：マリマスタット. 文献3より引用.

表1 ◆ FOLFIRINOX療法の効果

間接比較	生存期間（OS）		無増悪期間（PFS）	
	ハザード比	追加月	ハザード比	追加月
ゲムシタビン	0.57 (0.45〜0.72)	4.22 (2.12〜6.92)	0.59 (0.37〜0.47)	3.73 (0.98〜6.48)
ゲムシタビン＋ナブパクリタキセル	0.79 (0.59〜1.05)	1.46 (−0.27〜3.81)	0.68 (0.51〜0.91)	1.54 (0.32〜6.16)
ゲムシタビン＋エルロチニブ	0.70 (0.51〜0.94)	3.94 (1.47〜3.94)	0.61 (0.45〜0.82)	2.11 (0.72〜3.96)
S-1	—	—	—	—

S-1の結果なし. （ ）内は95％信頼区間. 文献3をもとに作成.

が，グレード3または4の副作用発現率が最も低く，FOLFIRINOX療法，ゲムシタビン＋ナブパクリタキセル併用療法における発現率が最も高かった．このように複数の研究結果を統合することで，直接比較だけでなく，間接比較も含めた相対的な価値を評価することができる．

▶ マルコフモデルによる費用推計

　　イギリスで実施された進行膵がんの化学療法に対する費用対効果評価では，このネットワークメタアナリシスの結果を活用した．まずは，進行膵がん患者の予後に関して，化学療法中，増悪期，死亡の3つの健康状態をもつ**マルコフモデル**を構築する．その次に，FOLFIRINOX療法の臨床試験データを使って，生存期間と無増悪生存期間の**カプランマイヤー曲線**から健康状態間の移行確率（無増悪⇒増悪，増悪⇒死亡など）を計算する（図2左側）．それをFOLFIRINOX療法の治療経過としてマルコフモデルに組込む（図2右側）．同様に**副作用発現率**も考慮する．次に，ネットワークメタアナリシスから得られたハザード比

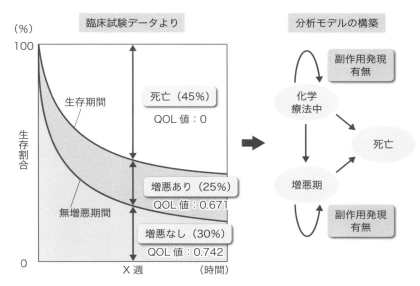

図2 ◆ 臨床試験データを使ったマルコフモデルの構築
文献4を参考に作成．

表2◆FOLFIRINOX療法とゲムシタビン単剤療法の費用対効果

	FOLFIRINOX療法	ゲムシタビン単剤療法
費用（ポンド）	18,456	10,326
治療費用	4,521	2,332
副作用対策	8,871	5,503
補助療法	5,065	2,482
QALY	0.687	0.440
生存年（LY）	0.994	0.629
ポンド/QALY	33,020	
ポンド/生存年	22,291	

文献4をもとに作成.

のデータを使って，他の化学療法との相対的な**移行確率**，副作用発現率を計算する．その他，分析に必要な各健康状態における**効用値（QOL値）**と費用データは先行研究もしくは別調査によって求める．

その結果，FOLFIRINOX療法はゲムシタビン単剤療法に比べると治療効果としてQALYならびに**生存年**（LY）の延長が認められた．一方，治療ならびに副作用対策にかかる費用も高く，結果として追加で1QALYを得るための費用は33,020ポンド，追加で1年間生存するための費用は22,291ポンドとなり，イギリスでの基準値である30,000ポンド/QALYを上回る結果となった（表2）．

現在，わが国の治療実態を踏まえた膵がん治療の費用対効果評価を行うために研究グループを立ち上げ，検討を行っている．結果がまとまりしだい，報告していきたい．

引用文献

1）膵臓がん（すいぞうがん）（https://ganjoho.jp/public/cancer/pancreas/index.html），国立がん研究センターがん情報サービス

2）「膵癌診療ガイドライン2019年版」（日本膵臓学会膵癌診療ガイドライン改訂委員会/編），金原出版，2019

3）Gresham GK, et al：Chemotherapy regimens for advanced pancreatic cancer: a systematic review and network meta-analysis. BMC Cancer, 14：471, 2014

4）Gharaibeh M, et al：Economic Evaluation for the UK of Systemic Chemotherapies as First-Line Treatment of Metastatic Pancreatic Cancer. Pharmacoeconomics, 36：1333-1343, 2018

5 ワクチン接種による疾病予防について

目的
▶ 医療費削減のために注目されている予防医療の1つとして，ワクチン接種を学ぶ
▶ 小児および高齢者の予防接種について学ぶ

関連項目
▶ 基礎編1 薬剤経済学とは

考え方
▶ 健常人を含む数多くの人が対象になるため経済効果は重要である
▶ ワクチンの定期接種の検討に際し費用対効果評価が実施されている
▶ 小児の予防接種については定期接種化が進み，ワクチン接種率も高いという現実がある
▶ 高齢者の予防接種は，そのメリットが認識されずワクチン接種率は高くないという現実がある
▶ 超高齢社会を迎え，健康寿命の延伸をめざした高齢者医療が急務の課題である

▶ わが国における予防接種

　　日本では，国に承認された医薬品は，基本的には保険適用されるため，患者は比較的安価に治療を受けることができる．一方，予防接種や健康診断など予防医療の多くは，保険適用にならない．ただし，ワクチ

ンによる予防接種は，国が必要と認めた場合のみ，**定期接種**として自治体が費用を負担してくれる（一部自己負担あり）[1]．**集団予防**を目的とする感染症（A類疾病）としてヒブ（インフルエンザ菌b型），小児の肺炎球菌，B型肝炎，ジフテリア，百日咳，破傷風，ポリオ（急性灰白髄炎），結核，麻疹，風疹，水痘，日本脳炎，子宮頸がん（ヒトパピローマウイルス）を予防するためのワクチンがある．一方，**個人予防**を目的とする感染症（B類疾病）として成人のインフルエンザと肺炎球菌がある．その他の感染症に対するワクチンは任意接種となり，個人の自己負担で接種することになる．

　実は，日本はワクチン後進国といわれ，先進国で広く接種されているワクチンが使えない，定期接種化されていないといった，ワクチンギャップといわれる問題が長い間続いてきた[2]．そのため2010年から要望の多いワクチンの定期接種化が議論されている．2019年7月現在，すでに検討が終了した7つのワクチンのうち，おたふくかぜワクチンを除く6つが定期接種化され[3][4]，先進国とのギャップは急速に埋まってきている．ワクチンの定期接種化については，**予防接種・ワクチン分科会やワクチン評価に関する小委員会**などで有効性・安全性・経済性に関するエビデンスをもとに議論され，その内容が公開されるなど，比較的透明性を担保しながら政策決定されている．しかし，本来ならワクチンで予防できる風疹などの流行が毎年のように話題になるなど，保険適用されている医療と異なり，接種者や接種記録の確認が難しいなど解決すべき課題も多い．

▶ワクチンの医療経済的評価

　ワクチンによる予防接種は，健常人を含めて多くの対象者に広くサービスを提供することが求められる．そのため，対象者すべてに予防接種を実施するには総額いくら必要なのか，また，その予防接種によって患者数を何人減らすことができるのか，その費用削減効果はいくらかなど，お金に関する議論は不可欠である．実際に定期接種の対象となる疾病・ワクチンの見直しに関しては，従来の感染症や臨床の専門家の他に，疫学者や医療経済学者が作業チームの一員として加わり，

表 ◆ 定期接種導入を検討するために実施された各種ワクチンの医療経済評価結果

検討した 疾患・ワクチン	接種費用 (接種率)	ワクチン接種により 削減される医療費	医療経済的な評価 (分析手法・結果)
ヒブワクチン	353.6億円 (94.3％, 4回接種)	203.2億円	費用比較分析 238.4億円/年の超過
小児用肺炎球 菌ワクチン	448.4億円 (94.3％, 4回接種)	256.5億円	費用比較分析 28.5億円/年の削減
成人用肺炎球 菌ワクチン	144.0億円 (65歳のみ：100％, 1回接種)	5,259.0億円 (肺炎関連の医療費のみ)	費用比較分析 5,115億円/年の削減
ヒトパピローマ ウイルス (HPV) ワクチン	230.5億円 (13歳女子のみ：85.1％, 3回 接種)	57.3億円	費用効果分析 良好 (201万円/QALY)
水痘ワクチン	173.9億円 (1歳：94.3％, 5歳：91.8％, 計2回接種)	110.7億円	費用比較分析 362億円/年の削減
おたふくかぜ ワクチン	139.7億円 (1歳：94.3％, 5歳：91.8％)	94.0億円	費用比較分析 290億円/年の削減
B型肝炎ワク チン	189.5億円 (94.3％, 3回接種)	7.7億円	費用効果分析 良好でない (1,830万円/QALY)

文献3と4をもとに作成.

　先行研究レビューや費用対効果の評価を実施した．その結果は，定期接種として導入した際の各種**ワクチンの医療経済的評価**としてまとめられ公表された（表）．

　そのなかで，65歳以上の高齢者を対象に接種する成人用肺炎球菌ワクチンが最も医療費の削減効果が高かった．65歳，75歳，85歳のいずれの年齢集団においても，総費用を削減でき，かつ質調整生存年（QALY）も延長することができると予測された（図）[5) 6)]．そしてインフルエンザワクチンと同様に，個人予防を目的としたB類疾病となり，2014年10月から65歳以上の5歳刻みの高齢者を対象に，**公費助成**による接種プログラムが開始された[7)]．これは肺炎による入院や死亡といった**疾病負荷**（burden of disease）[※1]が大きいことと，それをワクチン接種で減らすことができる可能性がデータで示されたことが大きいと思う．その後，新規ワクチンの導入や小児ワクチンの普及による肺炎球菌血清型の変化，**集団免疫効果**[※2]などによって経済効果も大きく変化していることから，ワクチン政策の見直しが定期的に議論され

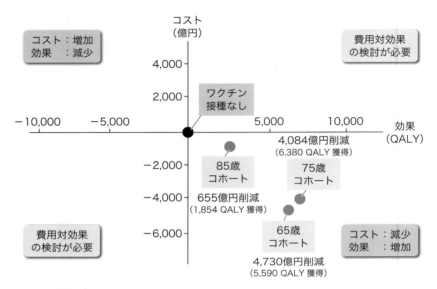

図◆肺炎球菌ワクチンの費用対効果（年代別）
文献5と6をもとに作成.

ている．この経験から，定期接種化に向けては，公費でカバーすべき
疾患は何かを議論することが重要で，どのワクチンを使うか，いくら
負担するかは別問題なのだと思われた．予防接種プログラムの見直し
や新規ワクチンの開発が継続的に進められているので，公衆衛生の観
点から，疾病負荷や費用対効果に関するエビデンスがますます重要に
なると考えている．

> ※1　疾病負荷（burden of disease）：罹患率，死亡率，経済的コストなど健康問題を把
> 握するための指標のこと．疾病負荷を測ることで，健康対策が必要な疾患を明らかにす
> る，治療介入効果を把握できる，医薬品や医療機器の費用対効果を評価する，などに使
> える．

> ※2　集団免疫効果：予防接種法によって国が推奨するワクチンと接種方法が決まって
> いる．また，感染が広がらないように予防するもの（集団予防）と，感染したときに重
> 症化しないよう予防するもの（個人予防）に大きく分けられている．ワクチンを接種す
> る人が増加すれば，感染が広がりにくくなることを，集団免疫効果という．

▶高齢者のワクチン接種

　　　高齢者に対するワクチン接種率を高めることは，国際的に共通の課
題になっている[8]．小児に対するワクチンは，子ども自身の疾病予防

のため接種率も高く，その効果は広く認識されている．一方で，高齢者の接種率は公費補助があってもあまり高くない．これは経済的な理由だけでなく，ワクチンに関する理解不足（有効性や安全性），必要性の欠如（まだまだ元気），接種機会が少ない（医療機関に行く時間がない）などが数多くの調査によって指摘されている[9]．しかし現実は，高齢者施設で集団感染が起こり死亡者が出るたびに，高齢者に対する予防接種は必要だといわれる．65歳以上の人口が21%を超え**超高齢社会**を迎えたわが国では，高齢者の疾患重症化予防や死亡率低下を目標にするだけでなく，健康で長生きを実現する**健康寿命の延伸**といった健康増進の観点からもワクチン政策を進めてもよいのではないだろうか．

引用文献

1）日本の定期予防接種スケジュール（2019年7月現在）（https://www.niid.go.jp/niid/images/vaccine/schedule/2019/JP20190726_01.pdf），国立感染症研究所感染症疫学センター

2）赤沢 学：ワクチンの医療経済評価. 臨床薬理，41：245-252，2010

3）Akazawa M, et al：Considering economic analyses in the revision of the preventive vaccination law：a new direction for health policy-making in Japan? Health Policy, 118：127-134, 2014

4）池田俊也：医療技術評価の政策応用 - ワクチンの経済評価 -. 薬剤疫学，23：11-17，2018

5）赤沢 学：医療政策のためのワクチン接種の経済評価 - 成人用の肺炎球菌ワクチンを例として -. 明治薬科大学研究紀要，40：17-25，2011

6）「肺炎球菌ワクチンの新しい展開 改訂4版」（金澤 實，大石和徳/編），医薬ジャーナル社，2015

7）肺炎球菌感染症（高齢者）（https://www.mhlw.go.jp/stf/seisakunitsuite/bunya/kenkou_iryou/kenkou/kekkaku-kansenshou/haienkyukin/index_1.html），厚生労働省

8）PneuVUE®（Adult Pneumonia Vaccine Understanding in Europe）：A New View into Pneumonia among Older Adults（https://www.ipsos.com/ipsos-mori/en-uk/pneuvuer-new-view-pneumonia-among-older-adults），Ipsos MORI，2016

9）Shono A, et al：The impact on vaccination coverage following introduction of a routine pneumococcal vaccination programme for the elderly in Japan. Vaccine, 36：5886-5890, 2018

6 ビッグデータを使った費用推計

目的

- ▶ 医療情報に関係するビッグデータを使った，実臨床における医療費推計の考え方について学ぶ
- ▶ 肺炎医療費の推計事例を参考に，分析時に注意すべき点を学ぶ

関連項目

- ▶ 基礎編2 病気に関するお金の話

考え方

- ▶ 医療情報ビッグデータが研究のために使えるようになってきている
- ▶ 臨床疫学分野でビッグデータの利用が増えてきており，経済評価への利用はまだ少ないが，可能である
- ▶ 医療費特有の問題として，診療報酬請求やデータ特性などの注意すべき点がある

▶ 医療情報ビッグデータの活用

医療情報に関係する**ビッグデータ**として，**診療報酬請求**データであるDPCや医科・調剤レセプトなどが研究目的に利用できるようになってきた．このようなデータを使えば，実際にどのような医療サービスが提供されているか，入院や外来患者数，使用される医薬品や検査，手術や処置の内容，それにかかる医療費などの詳細を知ることができる．そのため**使用実態調査**や**医療費推計**には適した情報源といえる．

一方，診療報酬請求のために収集されるデータなので，どのようなサービスが保険でカバーされるのかなど，そのしくみ自体を知らないとうまく活用できないし，誤った結果を導きかねない．

そこで，本項では，高齢者における肺炎医療費を計算した経験をもとに，レセプトデータを使った費用推計に関するポイントなどをまとめてみたい．

▶ 1つめのポイント：疾患関連費用の定義

1つめの課題は**疾患関連費用**を定義するのが難しい点である．

例えば高齢者の場合，複数の併存疾患をもっており，その数や健康状態によって肺炎リスクが異なる．そのためレセプトデータから**肺炎医療費**を計算する場合，肺炎という診断名がついた入院や外来の医療費をすべて足し合わせると肺炎以外の治療に使った分もすべて含まれることになる（表）．そのため，このような推計は，肺炎患者の医療費（all-cause healthcare costs）であって，**肺炎関連医療費**（pneumonia-related healthcare costs）とは異なる点に注意が必要である．肺炎費用を定義する一番簡単な方法は，肺炎が契機となる入院や肺炎治療が主な外来患者だけに限定することである．しかし，肺炎以外には何も病気をもたないという高齢者をみつけることは難しく，仮にそのデータを得られたとしても本当に高齢者を代表する集団の結果かという，**一般化可能性**に乏しい．さらに，完全に肺炎以外の治療費を除外

表◆肺炎による外来ならびに入院エピソードの医療費，医療期間の例

医療費	n	費用（中央値）	(25%値〜75%値)
外来エピソード	21,304	40,557円	(21,751〜70,983円)
入院エピソード	20,975	522,641円	(522,236〜837,055円)

治療期間	n	日数（中央値）	(25%値〜75%値)
外来エピソード	21,304	6.0日	(2.0〜65.5日)
入院エピソード	20,975	14.0日	(8.0〜25.0日)

外来エピソード：肺炎診断日から，関連する抗菌薬の処方日数を足し合わせた期間．
入院エピソード：入院から退院までの日数．
肺炎以外の治療に使った分も含まれる，多めに見積もられた費用である．
文献1をもとに作成．

することは難しく，費用は多めに見積もられる可能性が高い．

　次に可能性のある方法は，専門家と相談のうえ，肺炎治療に使われる抗菌薬，検査，入院・手術など，実際に提供される内容をあらかじめ決めて，それにかかる費用を積み上げて計算する．ただし，医師の好みや患者の容体によって費用が大きく変わるので，これも一般化するのは難しい．また，肺炎に直接関係ない基礎疾患でも，肺炎によって悪化した場合（例えば，喘息発作など）や，肺炎自体が治っても別の症状が発生した場合（例えば，心筋梗塞など）に，どこまで肺炎関連医療費として認めてよいのか悩ましい．一般的に，肺炎治療のために使われる医療サービスをすべて決めておくのは難しいので，この方法では費用は少なめに見積もられる可能性が高い．

　医療経済研究に使われる方法としては，肺炎による**増分医療費**の推計がある（図1）．これは，高齢者は何らかの疾患治療に医療費を使っているが，肺炎の有無で，その医療費が平均的にどの程度増えるのか，差分を計算する．この方法だと，肺炎関連だけでなく，肺炎によって引き起こされる二次的な症状も加味した推計になる．一方，差分から肺炎医療費を推計する場合，それ以外の条件はできるだけそろえる必要がある．つまり，基礎疾患にかかる医療費は肺炎の有無にかかわらず平均的には同じで，それ以外の増加分が肺炎によるものと計算するためである．これは交絡因子の調整のために，患者背景をそろえるの

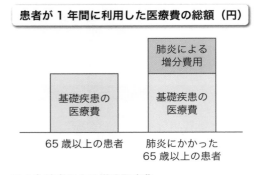

図1◆肺炎による増分医療費

と同じなので，**プロペンシティスコア**※を利用したマッチングなどの手法が使われることが多い．

※　プロペンシティスコア：傾向スコアともいう．病状によって治療方法が選択される可能性があるので，疫学研究では患者の治療選択に関する問題が起きやすい．その解決策の1つとして，ある特定の治療を選択する確率を患者背景から予測する．この確率をスコア化することで，患者背景をそろえながら，比較分析を行う．

▶2つめのポイント：医療費の分布

2つめに注意が必要なのは，**医療費の分布**の問題である．一般的に，多くの患者の医療費は少ないが，ある少数の患者が非常に高額の医療費を使うために，平均値が引き上げられる傾向にある（図2）．医療関係者の収入の分布と同じである．そのため，医療費の代表値を示す場合は，平均値と標準偏差を示すよりは，中央値と範囲（25％値と75％値）を示したほうが正しく解釈できる．問題は，医療費の差を推計したり，差があるか検定したりするときである．通常，医療費のデータ

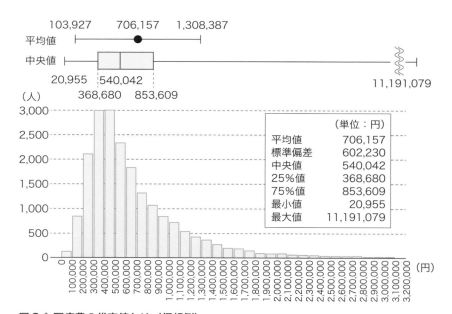

図2◆医療費の代表値とは（仮想例）

は正規分布にはなっていないので，対数変換するなど工夫して**最小二乗法**（ordinary least squares：**OLS**）などの回帰分析に当てはめる．また，差があるかを確認するために統計的な検定を行う場合も，t検定よりも順位和検定などを使うほうがよい．

▶3つめのポイント：年間医療費

3つめは，**年間医療費**を推定する場合の注意点である．例えば，高齢患者のある1年間に発生した医療費を計算する場合，1月1日から12月31日に発生した医療費をすべて合計して1人あたりの年間医療費を求めるか，それを12カ月で割って月平均値を計算する．患者は必ずしも毎月医療サービスを受けるわけではないし，次回来院日までの治療に必要な医薬品はまとめて受けとることが多いので，このように来院日にかかわらず年間もしくは月平均医療費として報告することが一般的である．一方，ある**基準時点**（治療開始日や入院日など）を決めて，そこから1年間に発生した医療費を計算する場合もある．この場合，この基準時点（時間＝0）では，必ず何かの医療費が発生することが多いので，一般的に一時的に高額になりやすい．その前後は，医療費

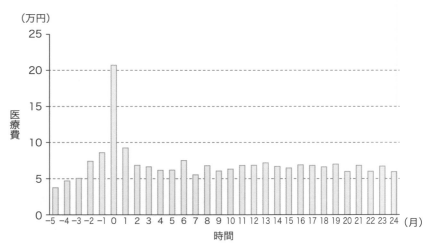

図3◆基準月（時間＝0）を中心とした1人あたりの月平均医療費（仮想例）

が発生する患者も発生しない患者もいるので，平均すればだいたい同じような医療費が毎月発生する（図3）．平均値を計算するときに，この基準月を含めるか，除外して計算するかで，結果が大きく変わるので注意が必要である．

▶4つめのポイント：診断名と病名コード

　最後は，疾病関連医療費を計算する場合の診断名の使い方である．保険請求上，どの診断名を使うかは，医療機関（もしくは医療提供者）によって異なる場合がある．例えば，副作用の確認のために検査を行う場合，疑いの病名をつけることもある．また，同じ疾患でも，異なる**病名コード**（例えばICD-10など，実践編3の※2参照）が使われる可能性もある．そこで，費用推計の結果を報告する際，どの病名（もしくはコード）を疾患関連医療費に含めたかを公表することが，再現性を担保するためにも好ましい．さらに，診断名だけでなく，治療（医薬品）や処置（検査）などと組合わせて定義するとより信頼性の高い推計になる．例えば，糖尿病の診断名だけでなく，経口糖尿病薬の処方や血糖値検査の実施などと組合わせると，**疑い病名**を除外できる．

引用文献

1）Konomura K, et al：Economic burden of community-acquired pneumonia among elderly patients: a Japanese perspective. Pneumonia (Nathan), 9：19, 2017

薬剤経済学の政策利用
（あとがきにかえて）

　2019年春，中央社会保険医療協議会（中医協）では，薬剤経済学研究による費用対効果データを参考に，薬価（公定価格）を見直す，新しいしくみを導入した[1]．薬剤経済学を薬価算定に利用するという考え方は，日本では約20年前からはじまっており，やっと本格的に動き出すところまできたのかと感じている．私自身が薬剤経済学とどのようにかかわってきたかを振り返りながら，日本における費用対効果評価の政策利用についてまとめてみよう（表）．

　私自身が「薬剤経済学」という言葉を初めて目にしたのは1997年ごろで，医薬マーケティング情報誌の特集記事を読んだ．そのときに，こんな分野の研究があることを知り興味をもった．よく調べてみると製薬会社が新医薬品の承認取得後に薬価収載を申請する資料に「医療経済的評価の要旨」を添付できることがわかった．これは1992年8月から正式に認められ，外資系企業を中心に薬剤経済学を高薬価の獲得のために利用する動きがはじまっていた[2][3]．これは将来有望な研究分野だと思い，本場アメリカに留学することを決めた．「薬剤経済学」を学べるMPHプログラムを探して，1999年にエール大学の公衆衛生大学院に進学した．私の指導教員は，Paltiel博士で，HIV/AIDS対策の費用対効果について研究していた．その指導のもとで成人に対するインフルエンザワクチンの経済評価に関する研究を行った[4]．また，在学中に外資系製薬企業でインターンシップを行う機会を得て，薬剤経済学がどのように医薬品の価格戦略に使われるかを実体験できた．

　その後，日本の製薬企業に戻って薬価担当の部門で2年間働いた．朝は

表◆日本における費用対効果評価の政策利用の経緯

	医薬品	ワクチン
1992年8月	企業による自主的な「医療経済的評価の要旨」の提出開始	
2010年ごろ	中医協で「費用対効果評価」の検討必要と意見表示	
2010年2月		予防接種部会からワクチン政策の見直提案
2010年8月		ワクチン評価に関する小委員会設立，医療経済評価開始
2010年10月		ワクチン接種の費用対効果推計法作成，8疾患9種類のワクチンの医療経済評価開始
2011年3月		医療経済評価を含めた報告書公表，予防接種部会での最終提言まとめ〔流行性耳下腺炎（ムンプス）を除くすべてのワクチンが定期接種化となった〕
2012年5月	中医協に「費用対効果評価専門部会」設置（2018年8月までに計50回にわたる勉強会，検討実施）	
2013年3月	医療経済評価研究における分析手法に関するガイドライン作成，公表	
2013年11月	議論の中間的整理公表（対象技術，評価手法，結果の活用などについて方向性が決められた）	
2014年4月	具体例を用いた検討開始（医薬品5品目，医療機器3品目を非公開で評価，議論）	
2016年1月	中医協における費用対効果評価の分析ガイドライン作成，公表	
2016年4月	費用対効果評価の試行的導入開始（医薬品7品目，医療機器6品目を評価）	
2018年3月	試行的導入の対象品目（13品目）の評価結果公表，価格調整の実施	
2019年1月	中医協で費用対効果評価の進め方について骨子案公開	
2019年4月	費用対効果評価の本格的導入開始	

アメリカの担当者と，夕方はヨーロッパの担当者とやりとりをしながら，海外では薬剤経済学のエビデンスを使いながら戦略的に価格を決めているのに，日本では何か違うなと思いながら仕事をしていた．そのころ，東京大学大学院薬学系研究科医薬経済学講座で行われたファーマコエコノミックセミナーに参加したのが薬剤経済学の分野に深入りするきっかけとなった[5]．そこで多くの専門家の先生方と知り合いになれたのが，その後の人生を決めたのかもしれない．その後は仕事を辞めて再度アメリカに留学，今度はHealth Policyの分野で有名なノースキャロライナチャペルヒル校の博士課程に2004年に進学した．当時，医療情報データベースを使った薬剤疫学，経済評価がはやりはじめたころで，今は主流になったプロペンシティスコアを使った医療経済分析でBiddle博士，Stearns博士，Norton博士の指導を受けながらPhDを取得した[6][7]．CDCの医療経済フェローを経由して帰国，金沢大学，明治薬科大学の薬学部教員になった．

　当然ながら，海外で学位をとった新米の研究者が日本で研究活動をはじめるのは難しい．特に，将来有望だと考えていた「薬剤経済学」は帰国当初，製薬企業でも誰も行わないようなマイナーな研究分野であった．しかたがないので「薬剤疫学」の専門家ですと主張してやっと大学教員の職を得ることができた．風向きが変わったのは，2010年ごろに厚生労働省や中医協で「医療経済評価」を医療政策のために使うべきだといわれはじめたころである[8][9]．以前，東京大学で知り合いになった先生方から声をかけていただき，知らないうちに研究班の一員としてワクチンの定期接種に向けての経済評価や中医協での費用対効果評価に関与するようになった．ワクチン評価に関する小委員会では，ワーキンググループメンバーとして評価方法の作成や医療経済分析を担当した[10]．また，中医協の費用対効果評価専門部会では，分析手法に関するガイドラインの作成[11][12]や諸外国の実態調査に参加し，費用対効果評価とは何か，どのように医療政策に活用するのかなど，多くのことを身近で学ぶことができた[13]～[15]．気がついたら科学的な事項を検討する有識者メンバーにも加わっていた．費用対効果の制度化にあたっては総説をぜひ読んでほしい[16]～[18]．

　日本にはすでに確立された，医薬品や医療機器に関する価格決定のルールが存在し，費用対効果評価をどのように融合させるかが難しい問題となっている．新しく導入されたしくみは，ピーク時の市場規模が大きく，有用性系の加算がついた医薬品や医療機器というものの価格を見直すために使われる．しかし，本来はその治療法の価値を計る「ものさし」として使うべきで，ICERという値にもとづき自動的に価格調整が行われるのは無理があるのではないかと感じている．今後は，諸外国の多くで利用されているように，その治療法の価値を認めて，適正な価格で適切に使われるようにするためのツールになることを期待している．また，今までの経緯からみて，薬剤経済学が将来有望な研究分野になるのか，まだわからない状態である．そのため医療系大学で学ぶ学生も少ないし，国や製薬企業などで働く研究者も限られている．

　個人的には政策利用だけでなく，医療の場で，どの治療法が医療経済的に優れているかを判断しながら限りある医療資源を有効に活用する医師や薬剤師が増えてほしい．そのため，この分野の研究がさらに発展するよう，できるだけ多くの人材育成や研究協力にかかわっていきたいと考えている．2019年春からは国際医療経済・アウトカム研究学会（ISPOR）日本部会の会長に就任したので，学会の力も借りながらデータをつくる人，データを使う人の双方を増やすことが当面の目標である．できれば本書を手にとった読者が「薬剤経済学」を学びはじめるきっかけになれば嬉しい．

引用文献

1）「費用対効果評価について 骨子（案）」（https://www.mhlw.go.jp/content/12404000/000481012.pdf），厚生労働省保険局医療課，2019

2）坂巻弘之，他：わが国の新薬薬価算定における薬剤経済学資料の現状と政策利用における課題 –1997～2000年に収載された114品目における日本製薬工業協会加盟会社への調査–．薬剤疫学，6：83-100，2001

3）池田俊也，小野塚修二：医薬品の価格算定と薬剤経済学 –応用への道筋–（http://www.jpma.or.jp/opir/research/rs_019/paper_19.pdf），医薬産業政策研究所リサーチペーパー・シリーズ，2004

4）Akazawa M, et al：Economic costs of influenza-related work absenteeism. Value Health, 6：107-115, 2003

5）赤沢 学：添付文書作成時の留意点（REPORT：第1回ファーマコエコノミックセミナー）. 薬理と治療, 30：493-498, 2002

6）Akazawa M, et al：Economic assessment of early initiation of inhaled corticosteroids in chronic obstructive pulmonary disease using propensity score matching. Clin Ther, 30：1003-1016, 2008

7）Akazawa M, et al：Considering economic analyses in the revision of the preventive vaccination law: a new direction for health policy-making in Japan? Health Policy, 118：127-134, 2014

8）「医療技術評価ワークブック 臨床・政策・ビジネスへの応用」（鎌江伊三夫／編集・執筆）, じほう, 2016

9）「医療技術の経済評価と公共政策 海外の事例と日本の針路」（城山英明, 他／監）, じほう, 2013

10）池田俊也：保健事業の経済評価事例と活用の可能性－ワクチンを中心に－. 保健医療科学, 62：599-604, 2013

11）福田 敬, 他：医療経済評価研究における分析手法に関するガイドライン. 保健医療科学, 62：625-640, 2013

12）Shiroiwa T, et al：Development of an Official Guideline for the Economic Evaluation of Drugs/Medical Devices in Japan. Value Health, 20：372-378, 2017

13）福田 敬：医薬品・医療機器の費用対効果評価の試行的導入. 保健医療科学, 66：34-40, 2017

14）Shiroiwa T, et al：New decision-making processes for the pricing of health technologies in Japan: The FY 2016/2017 pilot phase for the introduction of economic evaluations. Health Policy, 121：836-841, 2017

15）Fukuda T & Shiroiwa T：Application of economic evaluation of pharmaceuticals and medical devices in Japan. J Natl Inst Public Health, 68：27-33, 2019

16）白岩 健：費用対効果評価の制度化にあたって【その1：試行的導入とその結果】. Monthly IHEP, 2019年3月号

17）白岩 健：費用対効果評価の制度化にあたって【その2：価格調整等の概要】. Monthly IHEP, 2019年4月号

18）白岩 健：費用対効果評価の制度化にあたって【その3：評価プロセスなど】. Monthly IHEP, 2019年6月号

確認問題正答

基礎編 1

問1 … ④ 費用便益分析

問2 … ① 患者の立場 と ⑤ 社会の立場

基礎編 2

問1 … ④ 通院のためのバス代金

問2 … ⑤ 失業保険

問3 … ① 糖尿病患者医療費

基礎編 3

問1 … ① 偶然誤差

問2 … ③ QOL の改善 と ④ 生存期間の延長

基礎編 4

問1 … ④ RMP

問2 … ② 感度分析

参考図書

▶ 薬剤経済学に関するもの

1）「保健医療の経済評価 第4版」（Michael F. Drummond，他/著，久繁哲徳，橋本英樹/監訳），篠原出版新社，2017

2）「基礎から学ぶ医療経済評価」（医薬品医療機器レギュラトリーサイエンス財団/編），じほう，2014

3）「医療技術の経済評価と公共政策 海外の事例と日本の針路」（鎌江伊三夫，他/監），じほう，2013

4）「ちゃんとした薬剤経済学 正しい「医療とお金」とは？」（五十嵐 中/著），京都廣川書店，2018

5）「「薬剤経済」わかりません!!」（五十嵐 中，佐條麻里/著），東京図書，2014

6）「誰の健康が優先されるのか 医療資源の倫理学」（Greg Bognar, Iwao Hirose/著，児玉 聡/監訳），岩波書店，2017

7）「やさしく学ぶ薬剤経済学」（坂巻弘之/著），じほう，2003

8）「実践 薬剤経済学 治療目標の設定と薬剤選択および費用−効果分析の方法−」（Basskin LE/著，池田俊也，坂巻弘之/監訳），じほう，2000

9）「Methods for the Economic Evaluation of Health Care Programmes, 4th edition」（Michael F. Drummond, et al)，Oxford University Press，2015

10）「Practical Pharmacoeconomics; How to design, perform and analyze outcomes research」（Basskin LE)，1998

11）「Economic Evaluation of Pharmacy Services」（Babar ZUD, ed），Academic Press，2016

▶ 疫学に関するもの

1）「基礎から学ぶ楽しい疫学 第3版」（中村好一/著），医学書院，2012

2）「薬学情報サイエンス 薬剤師と社会，そのための経済学・疫学・統計・臨床研究」（赤沢 学/著），京都廣川書店，2014

3）「Minds 診療ガイドライン作成マニュアル 2017」（小島原典子，他/編），日本医療機能評価機構，2017（https://minds.jcqhc.or.jp/s/guidance_2017_0_h）

4）「ロスマンの疫学 科学的思考への誘い 第2版」（Rothman KJ/著，矢野栄二，他/監訳），篠原出版新社，2013

5）「医学的研究のデザイン 研究の質を高める疫学的アプローチ 第4版」（Hulley SB/著，木原雅子，木原正博/訳），メディカルサイエンスインターナショナル，2014

6）「医学的介入の研究デザインと統計：ランダム化/非ランダム化研究から傾向スコア，操作変数法まで」（Katz MH/著，木原雅子，木原正博/訳），メディカルサイエンスインターナショナル，2013

7）「Epidemiology：An Introduction 2nd edition」（Rothman KJ），Oxford University Press，2012

8）「Designing Clinical Research 4th edition」（Hulley SB, et al），Lippincott Williams & Wilkins，2013

9）「Evaluating Clinical and Public Health Interventions：A Practical Guide to Study Design and Statistics」（Katz MH），Cambridge University Press，2010

▶ 計量経済学に関するもの

1）「Health Econometrics Using Stata」（Deb P, et al, eds），Stata Press，2017

2）「Introductory Econometrics:：A Modern Approach 7th edition」（Wooldridge JM），South-Western Pub，2019

索 引

著者プロフィール

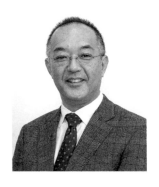

あかざわ　まなぶ
赤沢　学
明治薬科大学薬学部　教授

明治薬科大学薬学部卒業．製薬会社で臨床開発等の業務にたずさわった後，医療経済学を学ぶために1999年に渡米．イエール大学公衆衛生大学院でMPH，ノースキャロライナ大学公衆衛生大学院でPhDを取得後，アメリカ疾病管理予防センター（CDC）の医療経済学フェローを経て，2008年に帰国．その後，東京大学大学院薬学系研究科の研究員，金沢大学医薬保健研究科薬学系の准教授を経て，2010年より現職．現在，国際医薬経済・アウトカム研究学会（ISPOR）日本部会会長，雑誌「社会薬学」の編集委員長，「臨床薬理」の編集委員などを担当している．研究テーマは，医薬品・ワクチンの費用対効果評価，医療情報データベースを用いた研究，薬剤師のアウトカム研究で，その成果をまとめた書籍として「薬学情報サイエンス−薬剤師と社会，そのための経済学・疫学・統計・臨床研究−」（京都廣川書店）がある．

くすり あつか し 薬を扱うなら知っておきたい！薬剤経済は やく ざい けい ざい
じめの一歩 いっ ぽ

2020年2月15日　第1刷発行	著　者　赤沢　学 あかざわ まなぶ
	発行人　一戸裕子
	発行所　株式会社 羊 土 社
	〒101-0052
	東京都千代田区神田小川町2-5-1
	TEL　　03（5282）1211
	FAX　　03（5282）1212
	E-mail　eigyo@yodosha.co.jp
ⓒ YODOSHA CO., LTD. 2020	URL　　www.yodosha.co.jp/
Printed in Japan	装　幀　小口翔平＋三沢 稜（tobufune）
ISBN978-4-7581-0944-4	印刷所　日経印刷株式会社

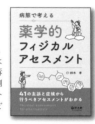
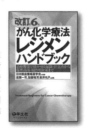
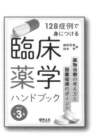

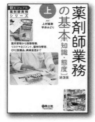
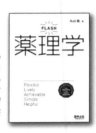
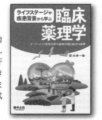
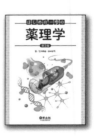

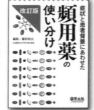
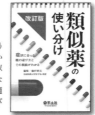
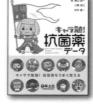
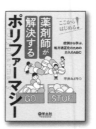